Prof. Dr. Reinhard Saller, Dr. Birgit Kofler und
Roland Bettschart

Die Heilkraft der Gewürze

Von Anis bis Zimt

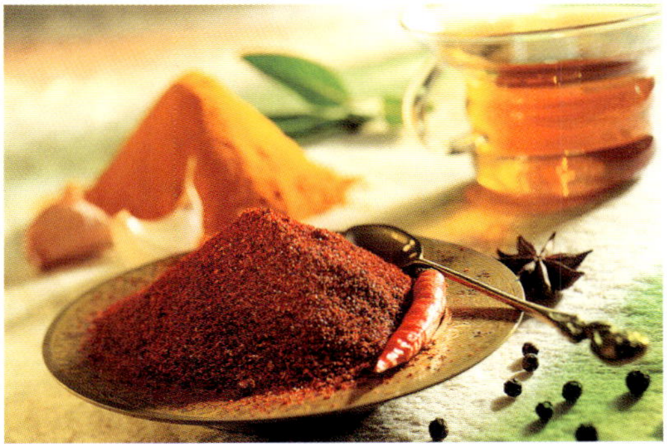

Genußvoll vorbeugen, wirksam heilen

- Schnelle Hilfe bei Alltagsbeschwerden
- Die besten inneren und äußeren Anwendungen
- Typgerecht würzen – mit Ayurveda-Selbsttest

GU GRÄFE UND UNZER

Inhalt

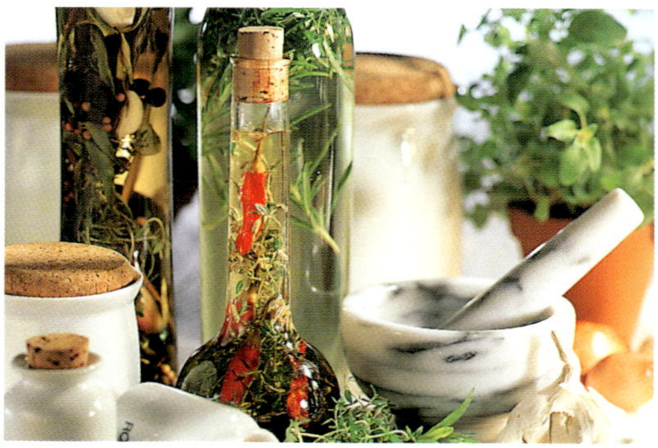

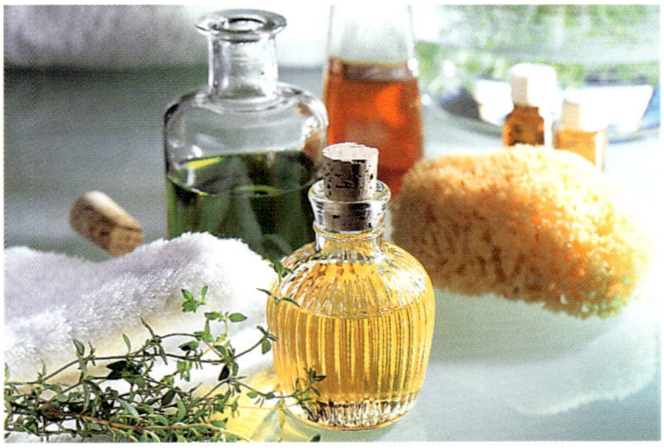

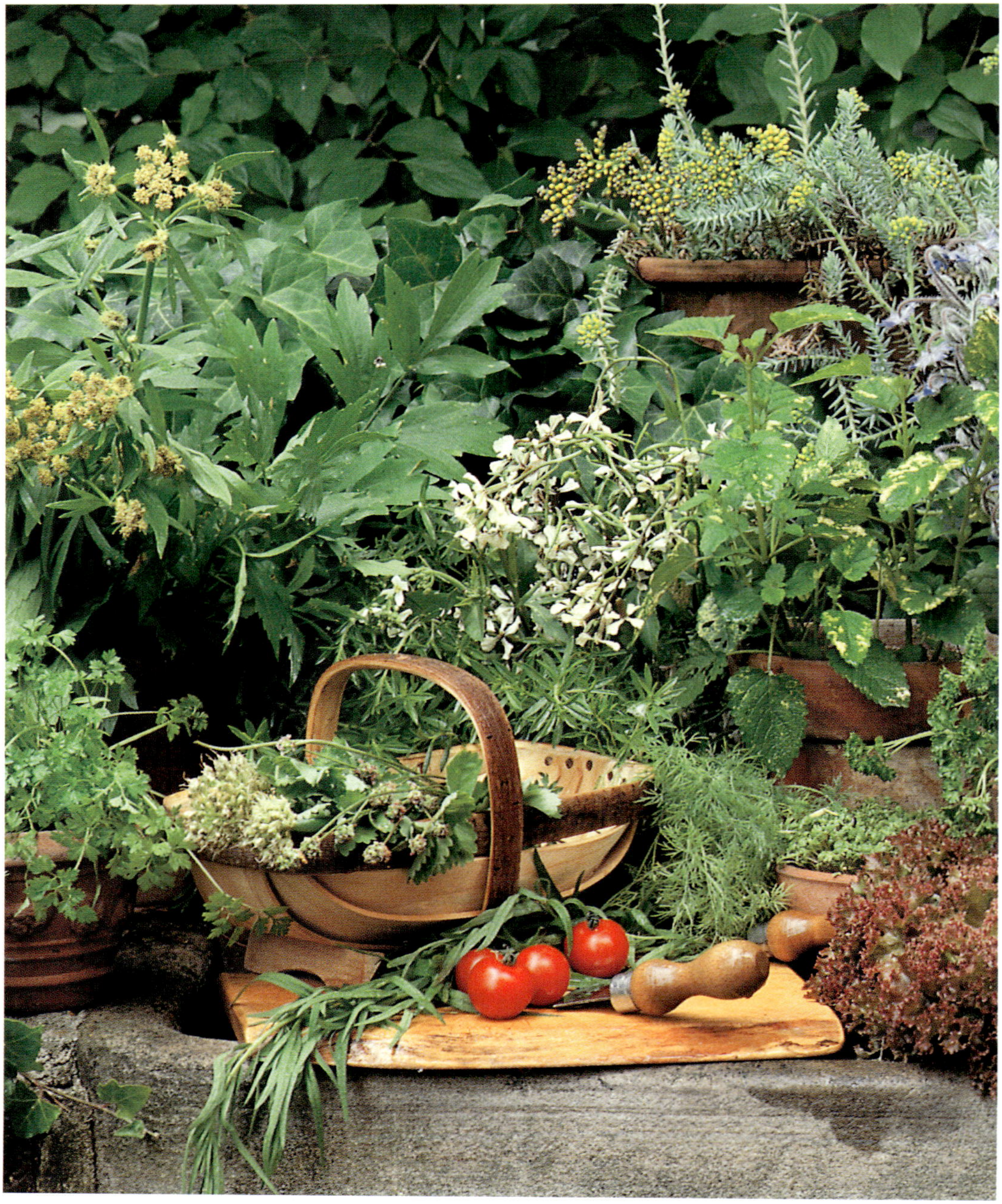

Ein Wort zuvor

Wer fühlt sich schon gerne nach einem guten Essen schlapp und müde? Weil unsere Vorfahren ähnlich dachten, nutzten sie die verdauungsanregende Wirkung von Anis, Fenchel, Koriander oder Kümmel und würzten ihre Speisen damit. Sie wußten, daß Gewürze nicht nur dem Essen den besonderen Pfiff geben, sondern auch eine gesundheitsfördernde Wirkung haben. Nicht grundlos wurden Gewürze in der Volksmedizin aller Kontinente von jeher zur Vorbeugung und Behandlung von Krankheiten eingesetzt.
Heute untersucht die moderne Pflanzenheilkunde mit naturwissenschaftlichen Methoden intensiv die gesundheitliche Bedeutung verschiedener Gewürze. Inzwischen liegen exakte Belege dafür vor, daß bestimmte Gewürze den Appetit anregen, die Verdauung fördern, Durchfall oder Übelkeit verhindern, Blutfette reduzieren, die Durchblutung fördern, Schmerzen lindern oder Erkältungen erträglicher machen können. Andere können harntreibend und entschlackend oder anregend und belebend wirken.
Damit wird die Gewürzheilkunde immer wichtiger in der Vorbeugung und Behandlung verbreiteter »Zivilisationskrankheiten« wie Darmträgheit, Bluthochdruck oder erhöhte Cholesterinwerte, Stoffwechselstörungen oder Arteriosklerose, aber auch bei Abwehrschwäche, Lustlosigkeit und Erschöpfung. Ernährungsexperten verwenden heute den Begriff des »präventiven Essens«, wenn sie von der gezielten Verwendung von Gewürzpflanzen zur Gesundheitsvorsorge sprechen.
Wer Gewürze zur Selbstbehandlung von Beschwerden optimal nutzen will, dem stehen verschiedene Anwendungsmöglichkeiten zur Verfügung, die über die Zubereitung von Speisen hinausgehen. Gewürze können als Tee getrunken, über eine Duftlampe eingeatmet, als Badezusatz verwendet, auf der Haut verrieben oder als Wickel angewendet werden. Dieses Buch zeigt Ihnen, wie Sie die wichtigsten europäischen und asiatischen Gewürze am besten zur Förderung Ihrer Gesundheit nützen und in der Küche einsetzen können. Außerdem erfahren Sie, was Sie bei der Anwendung bewährter Hausmittel und im Umgang mit den Gewürzen beachten müssen.

Roland Bettschart, Dr. Birgit Kofler
Prof. Dr. Reinhard Saller

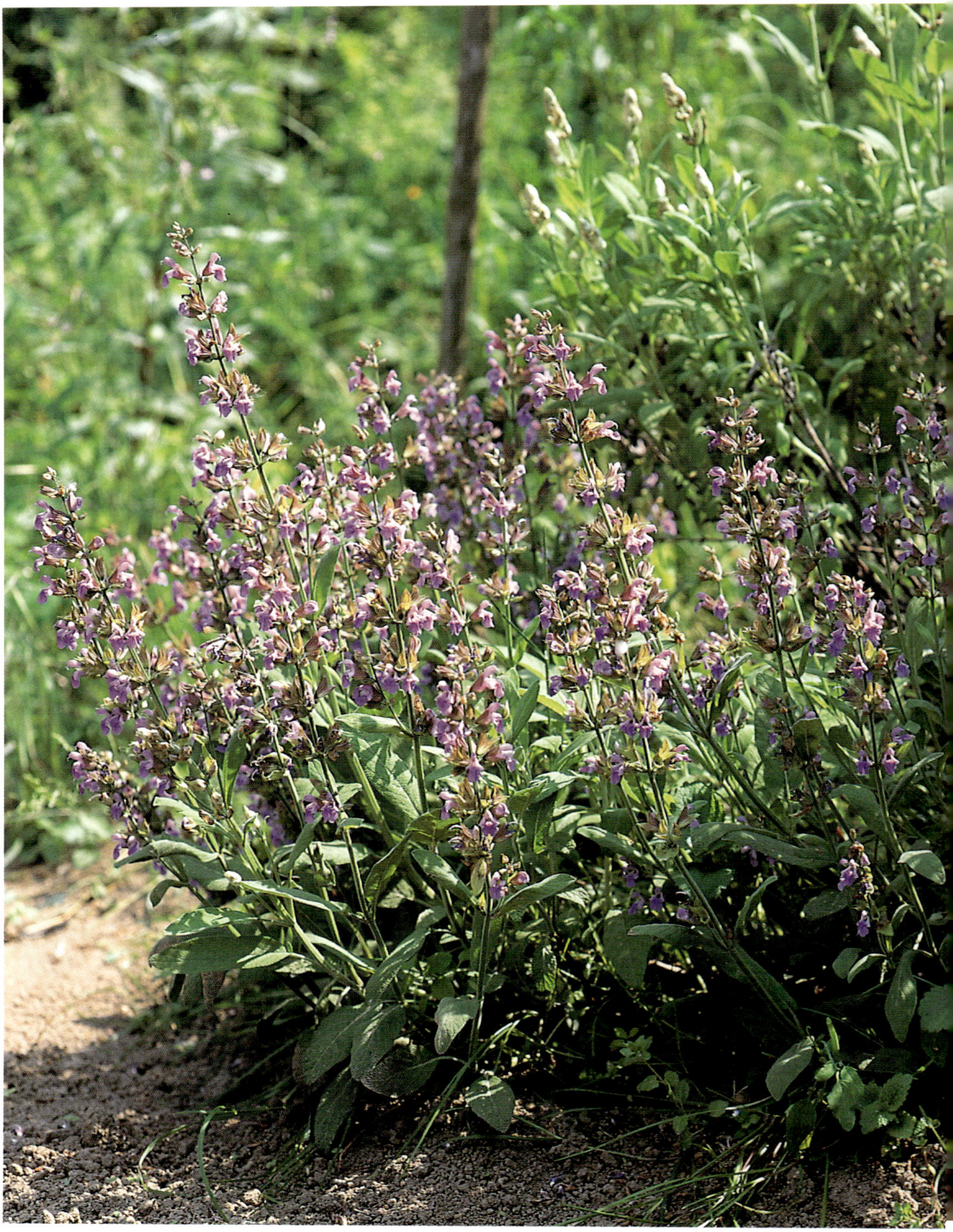

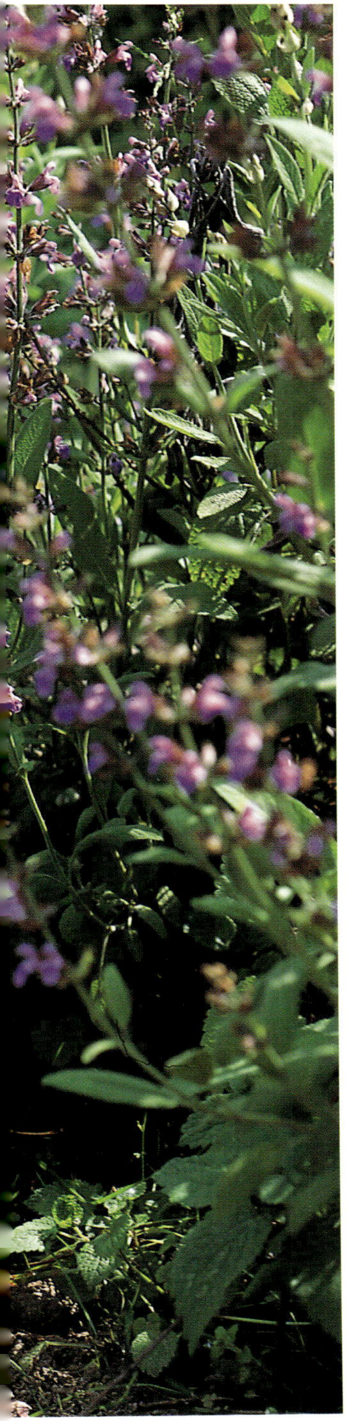

Aromatische Heilkraft aus der Natur

Ob sie aus heimischen Kräutergärten oder fernen Ländern kommen – Gewürze bergen einen faszinierenden Reichtum an Sinnes- und Gaumenfreuden. Sie werden seit Jahrtausenden jedoch nicht nur wegen ihres Geschmacks, sondern auch wegen ihrer wohltuenden Wirkung auf Körper und Seele hoch geschätzt. Eine wichtige Rolle etwa spielen sie im Ayurveda, der traditionellen indischen Medizin. Auch Hildegard von Bingen oder Sebastian Kneipp setzten schon auf die Heilkraft von Gewürzpflanzen. Heute beschäftigt sich die moderne Forschung mit ihren Inhaltsstoffen – und gelangt zu häufig verblüffenden Ergebnissen.

Geschichte der Heilgewürze

Ein Kulturgut im Wandel der Zeit

Früher handelspolitisch sehr bedeutsam

Umrankt von mythischen Vorstellungen

Gewürze zählen zu den ältesten Handelsgütern der Welt. Kann man heute problemlos Gewürze aus allen Erdteilen im Supermarkt kaufen, so galten früher vor allem die exotischen Gewürze als echte Kostbarkeiten. In vergangenen Jahrhunderten waren etwa Pfeffer oder Safran so teuer, daß nur Privilegierte sich diesen Genuß leisten konnten. Zur Zeit der Entdeckungsfahrten wurden sogar Kriege geführt, um wichtige Anbaugebiete wie die »Gewürzinseln« in Südostasien kontrollieren zu können. Dieses Prestige, das sich auch in vielen mythischen Vorstellungen spiegelt, verdankten Gewürze jedoch nicht nur ihren geschmacklichen Eigenschaften. Schon seit jeher setzte man sie als Mittel in der Volksmedizin ein. Heute schätzen wir in erster Linie Gewürze beim Essen innerhalb unserer inzwischen international orientierten Küchenkultur – aber man beginnt auch wieder, sich auf die traditionell überlieferte Heilkraft der Gewürze zu besinnen.

Heilmittel mit Tradition

Schon in uralten Kulturen als Heilmittel geschätzt

Wie die Pflanzenheilkunde gehört auch die Heilbehandlung mit Gewürzen zu den ältesten Therapieformen der Welt. So setzten Ärzte im indischen Ayurveda (Seite 14) oder in der Traditionellen Chinesischen Medizin schon vor Jahrtausenden Gewürze wie Ingwer, Kardamom oder Knoblauch als Heilmittel ein. Auch in vielen anderen Kulturen nutzte man Gewürze, sei es zur körperlichen Anregung, zur Beeinflussung der seelischen Verfassung, zur erotischen Stimulation, zur Vorbeugung oder Behandlung vieler Befindlichkeitsstörungen, Krankheiten und Beschwerden. Die Mayas etwa schätzten scharfe Chilischoten bei Bauchkrämpfen, Durchfall und Erkrankungen des Zahnfleisches. Ägyptische Arbeiter mußten während des Pyramidenbaus zur Kräftigung große Knoblauchmen-

Einige Gewürze galten auch als Aphrodisiakum

gen essen. Im mittelalterlichen Europa reichte man zur besseren Verdauung nach üppigen Mahlzeiten Plätzchen mit Kardamom. Geradezu mystische Erwartungen setzten die Menschen in die angeblich erotisch stimulierende Wirkung mancher Gewürze. So nahm man in der europäischen Volksmedizin an, daß Gewürznelken die Potenz steigern könnten. In Indien galt neben der Muskatnuß auch der Lange Pfeffer *(Piper longum)* als »heiße Medizin« und ist dort noch heute ein gebräuchliches Aphrodisiakum.

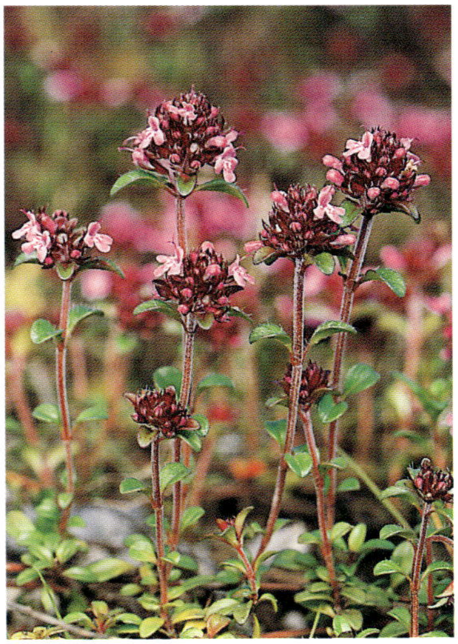

Thymian ist nur eines von vielen traditionellen Heilgewürzen.

Gewürze bei Hildegard von Bingen

Die mittelalterliche Äbtissin und Mystikerin Hildegard von Bingen (1098-1179) hat in ihren Schriften die Anwendung von Gewürzen bei zahlreichen Krankheiten und Beschwerden beschrieben. Allerdings war Hildegard in erster Linie eine am geistigen und spirituellen Wohlergehen interessierte Frau und keine Therapeutin. Ihre inzwischen fast 900 Jahre alten Rezepturen lassen sich nicht einfach in die heutige Zeit übertragen, zumal sie Zutaten wie »Bärenfett« oder »Stiergalle« enthalten. Außerdem wurden im 11. Jahrhundert für verschiedene Beschwerden, aber auch für zahlreiche Pflanzen teilweise völlig andere Begriffe verwendet als heute. So ist nicht immer eindeutig geklärt, welche Krankheiten Hildegard tatsächlich meinte und welche Gewürze sie wirklich dagegen empfahl. In diesem Buch stellen wir Ihnen deshalb nur solche Rezepte aus der »Hildegard-Medizin« vor, die praktisch anwendbar und plausibel sind.

Empfohlen von Sebastian Kneipp

Die Lehre von den Heilpflanzen

Im 19. Jahrhundert entwickelte der Pfarrer Sebastian Kneipp seine naturheilkundlich orientierte Gesundheitslehre, zu der die bekannten Wasseranwendungen gehören, die aber auch eine Heilpflanzenkunde, die sogenannte »Phytotherapie«, einschließt. Dabei verordnete Kneipp vielen seiner Patienten auch Hausmittel mit Gewürzen. So empfahl er etwa Rosmarinwein zur Stärkung älterer oder geschwächter Menschen und Wacholderbeeren zur Entwässerung, aber auch Anis, Fenchel, Kümmel oder Salbei. Heilanwendungen mit Gewürzen gehören also in den Bereich der Pflanzenheilkunde. Sind jedoch alle Gewürze pflanzlicher Herkunft?

Rosmarin, Anis, Fenchel oder Salbei

Was sind eigentlich Gewürze?

Die Definitionen gehen weit auseinander

Was Gewürze sind, ist längst nicht eindeutig geklärt. In der wissenschaftlichen Literatur, in Lexika und in Kochbüchern gibt es zahllose Definitionen, die in entscheidenden Punkten voneinander abweichen. »Stoffe, die Lebensmitteln zur Geschmacksverbesserung in meist kleinen Mengen zugesetzt werden, z.B. Salz«, lautet eine Definition, eine andere wiederum bezeichnet Gewürze als »Pflanzenteile, die aromatische, bittere oder scharfe Inhaltsstoffe besitzen«. Salz , in der ersten Definition ausdrücklich erwähnt, ist in der zweiten ausgeschlossen. Und wie verhält es sich mit Schokolade oder Kaffee, die man zum »Würzen« von Süßspeisen verwendet, die in aller Regel aber kaum als klassische Gewürze angesehen werden? Solche Spitzfindigkeiten wollen wir hier jedoch nicht entscheiden.

Woraus Gewürze gewonnen werden

Blätter (Folia): Salbei, Lorbeer
Blüten (Flores): Gewürznelken
Früchte (Fructus): Wacholderbeeren, Pfeffer
Knolle (Rhizom): Kurkuma, Ingwer
Kraut (Herba) – alle oberirdischen Pflanzenteile: Thymian, Estragon
Rinde (Cortex): Zimt
Samen (Semen): Kardamom, Muskatnuß
Wurzel (Radix): Liebstöckelwurzel, Petersilienwurzel
Zwiebel (Bulbus): Knoblauch, Zwiebel

Aromatisches aus der Natur

Dieses Buch versteht Gewürze als naturbelassene, frische oder getrocknete Pflanzenteile, die normalerweise wegen ihres Gehalts an charakteristischen Aromastoffen als geschmacksgebende oder -verbessernde Zutaten für Speisen verwendet werden. Man gewinnt sie aus den Blättern, Früchten oder Wurzeln der jeweiligen Pflanze oder auch aus mehreren Pflanzenteilen.

Gewürzheilkunde heute

Altbewährtes neu entdeckt

Welche Bedeutung Gewürze für die Gesundheit haben können, ist mit der Entwicklung der modernen Medizin ziemlich in Vergessenheit geraten. Erst als sich ein neues, an naturnahen Konzepten orientiertes Gesundheitsbewußtsein entwickelte, begann man sich wieder verstärkt für das traditionelle Wissen der Volksmedizin zu interessieren. So erfuhr kürzlich scharfer Paprika in der modernen Heilkunde eine Renaissance, nachdem ihm vor allem eine durchblutungsfördernde, entzündungshemmende, bakterienhemmende, schmerzlindernde und verdauungsfördernde Wirkung wissenschaftlich nachgewiesen wurde.

Das Interesse an natürlichen Heilmitteln wächst

Den Inhaltsstoffen auf der Spur

Mittlerweile beschäftigt sich auch die sogenannte Phytopharmakologie – die Wissenschaft, die sich mit der therapeutischen Wirkung von Pflanzen befaßt – intensiv mit der gesundheitlichen Bedeutung von Gewürzen. Sie untersucht mit modernen Methoden, wie es zu den seit langem bekannten Wirkungen auf den Organismus kommen kann und bestätigt viele Erkenntnisse der traditionellen Volksmedizin. So ging man etwa im Mittelalter davon aus, daß Knoblauch vor der Pest schützen kann. Heute weiß man aus Versuchen, daß die scharfe Knolle mild bakterienhemmend wirkt. Inzwischen wurde auch geklärt, warum einige Indianerkulturen Lateinamerikas Umschläge mit zerquetschten Paprikaschoten auf schmerzende Knochen- und Muskelregionen auftrugen: Deren scharfer Wirkstoff Capsaicin hat eine schmerzstillende Wirkung.

Was die Forschung herausfand

Begriffe wie »präventives Essen« – »Nutriceuticals« – oder »bioaktive Substanzen« werden heute auch von streng naturwissenschaftlich orientierten Wissenschaftlern verwendet, wenn es um die gesundheitsfördernde Wirkung von pflanzlichen Inhaltsstoffen geht. Schließlich ist der Schritt vom Gewürz zur pflanzlichen Arznei oft nicht groß und nur eine Frage der Dosierung und Verarbeitung.

Pflanzliche Wirkstoffe fördern die Gesundheit

Warum Gewürze gesund sind

Daß pflanzliche Nahrungsmittel gesund sind, weil sie viele Vitamine enthalten, weiß heute jedes Kind. Weniger bekannt ist, daß sich in Pflanzen neben Vitaminen und Mineralien eine Reihe weiterer gesundheitsfördernder Substanzen finden lassen. Es gibt 5000 bis 10 000 davon, sie tragen Namen wie Flavonoide, Saponine, Polyphenole, Phyto-Östrogene, Terpene, Tannine oder Tocotrienole, und sie dienen den Pflanzen unter anderem als Farb-, Duft- und Aromastoffe oder als Abwehrstoffe gegen Schädlinge und Krankheiten. Diese Inhaltsstoffe werden als »bioaktive Substanzen«, »sekundäre Pflanzenstoffe« oder »Phytochemikalien« bezeichnet. Neugierig auf diese Wirkstoffe wurde die Wissenschaft erst als bekannt wurde, daß eine Ernährung mit viel grünem Gemüse und Obst offensichtlich einen gewissen Schutz vor bestimmten Krebsarten bietet – ein Umstand, der sich auf Vitamine alleine nicht zurückführen ließ.

Welche Stoffe man fand

Gewürzpflanzen für die Arzneiherstellung

Manche Gewürzpflanzen bilden die Ausgangsbasis für sogenannte Phytopharmaka, wie der Fachbegriff für pflanzliche Medikamente lautet. Dabei werden aus den »Drogen«, wie die getrockneten Pflanzen oder Pflanzenteile genannt werden, Arzneien wie Dragees, Tinkturen oder Extrakte hergestellt. Solche Drogen haben natürlich

Drogen sind getrocknete Pflanzenteile

So wirken die bioaktiven Substanzen

- verdauungsfördernd
- stoffwechselanregend
- cholesterinsenkend
- keimtötend
- entzündungshemmend
- immunmodulierend
- antioxidativ (hemmen die Bildung freier Radikale)
- blutdruckregulierend
- blutzuckersenkend
- krebsvorbeugend

nichts mit dem modernen Begriff für Rausch- und Suchtmittel zu tun. Bekannte Gewürzarzneien sind zum Beispiel Knoblauchpillen gegen überhöhte Blutfettwerte, Aniskapseln gegen krampfartigen Husten oder Kümmelölkapseln gegen Verdauungsbeschwerden.

Zusammenspiel vieler Wirkstoffe

Noch sucht man den Schlüssel für das komplexe Zusammenspiel

Wie die gesundheitsfördernde Wirkung der bioaktiven Substanzen genau zustande kommt, ließ sich bisher noch nicht immer ausreichend klären. Denn in Gewürzen entfalten einzelne Pflanzeninhaltsstoffe ihre Wirkung nicht isoliert, sondern im Zusammenspiel mit zahlreichen anderen Bestandteilen. Und dieses komplexe Zusammenwirken wurde von der modernen Forschung noch nicht vollständig entschlüsselt. Jetzt hofft die pharmazeutische Forschung, aus sekundären Pflanzeninhaltsstoffen neuartige Medikamente gegen verbreitete Zivilisationskrankheiten wie Krebs, Diabetes, Bluthochdruck oder Arteriosklerose entwickeln zu können.

Wie Gewürze auf die Seele wirken

Die Volksmedizin geht seit jeher davon aus, daß Gewürze positive Wirkungen auf Stimmung und Psyche haben können, was Sie in erster Linie beim Kochen nutzen können. Heute werden auch in der Aromatherapie (Seite 32) Gewürze eingesetzt, um seelische Stimmungen auszugleichen. So kann etwa das ätherische Öl des Basilikums beruhigend wirken, Rosmarin hingegen anregend. Tatsächlich lassen sich die eingeatmeten Aromastoffe der ätherischen Öle nicht nur im Blut nachweisen, sondern es ist auch erwiesen, daß sie auf das Zentralnervensystem wirken und damit das »Gefühlsleben« oder die Tätigkeit mancher Drüsen beeinflussen können.
Manchen Gewürzen werden in der Volksmedizin auch erotisch anregende oder potenzsteigernde Wirkungen nachgesagt. Wissenschaftlich belegt ist dies zwar nicht; allerdings kann ein gut gewürztes Essen ganz allgemein anregen, die Sinne beleben und die Lebensfreude steigern. Raffiniert abgeschmeckte Gerichte vermitteln Gaumen- und Sinneslust, Geruchs- und Geschmackserlebnisse. Vielleicht läßt sich auf diesem Wege auch die Erotik inspirieren?

Aroma und Duft vieler Gewürze wirken auf die Stimmung

Gewürze im Ayurveda

Das Wissen vom langen Leben

Eine uralte Heilkunst aus Indien

Ayurveda, wörtlich das »Wissen vom langen Leben«, ist das 4500 Jahre alte indische Gesundheitssystem, das in den vedischen Schriften überliefert ist. Angestrebt wird darin die Erhaltung der Gesundheit, die Suche nach mehr Lebensharmonie und die Entwicklung von Geist und Bewußtsein. Im Zentrum der ayurvedischen Heilverfahren stehen ein eigenes Bild von Gesundheit und Krankheit, Maßnahmen zur Vorbeugung und Hygiene, umfangreiche Diagnose- und Therapieverfahren und eine Medikamentenlehre. Dabei spielen rund 5000 Pflanzen, darunter auch zahlreiche Gewürze, eine wichtige Rolle.

Auch die Ernährung spielt eine wichtige Rolle

Das ayurvedische System entstammt natürlich einer anderen Zeit und einem anderen Kulturkreis und läßt sich sicher nicht vollständig auf das westliche Denken und den europäischen Lebensstil übertragen. Seine Vorstellungen können unter anderem als fernöstliche Vorläufer der modernen, psychosomatisch orientierten Vorsorgemedizin gelten. Als Selbsthilfemethode kann Ayurveda Ihnen helfen, Ihr Allgemeinbefinden zu verbessern, denn Sie lernen, wieder mehr auf die natürlichen Bedürfnisse Ihres Körpers zu achten und danach zu leben (Bücher, die weiterhelfen, Seite 92).

Bestimmende Lebensenergien – die drei Doshas

Innere Harmonie ist wichtig

Grundlage des Ayurveda bildet die »Tridosha«, das Konzept der drei Lebensenergien (Doshas) Vata, Pitta und Kapha, die miteinander sämtliche Funktionen und Abläufe des Organismus und der Psyche bestimmen sollen. Diese drei voneinander abhängigen Kräfte müssen, soll ein Mensch gesund bleiben, sorgfältig aufeinander abgestimmt sein. Ist der Mensch »aus der Balance«, so dominiert ein Dosha die anderen oder wird geschwächt, was zu Krankheiten und Beschwerden führen kann. Um die aus dem Gleichgewicht geratenen Doshas wieder zu harmonisieren und damit Krankheiten die treibende Kraft zu entziehen, setzt man im Ayurveda Fastenkuren,

Ölmassagen, Bäder, ausleitende Verfahren, Yoga, Meditation, Farb-, Aroma- oder Musiktherapie ein.
Eine bedeutende Rolle spielt außerdem die Ernährung; dazu zählt neben der Auswahl passender Lebensmittel auch die Verwendung geeigneter Gewürze.

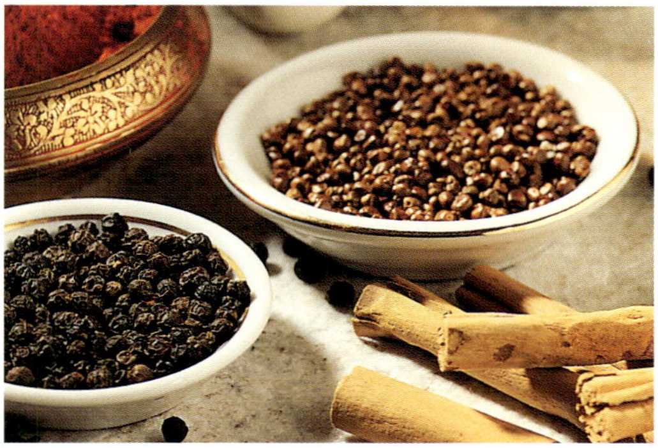

Ayurvedische Gewürze für die Gesundheit und die Sinne.

Die Konstitutionstypen im Ayurveda

Machen Sie den Test auf Seite 16

Mit dem Test ab Seite 16 können Sie Ihre individuelle Dosha-Dominanz ermitteln. Damit erhalten Sie dann eine Richtlinie für die Auswahl derjenigen Gewürze, die aus ayurvedischer Sicht für Ihren Konstitutionstyp geeignet sind (Seite 19). Kreuzen Sie in jeder Zeile der Tabelle an, welche Merkmale und Eigenschaften am ehesten auf Sie zutreffen. Je nachdem, in welcher Spalte Sie die meisten Kreuze machen, sind Sie eher ein Vata-, Pitta- oder Kapha-Typ. Allerdings ist kaum jemand eindeutig einer Konstitution zuzuordnen; bei den meisten Menschen sind Elemente von zwei oder drei Doshas vorhanden.

WICHTIG

Die Lehre des Ayurveda ist ein sehr komplexes System. Unser Test orientiert sich an den im Westen verfügbaren Darstellungen des Ayurveda. Er kann weder die gesamte Bandbreite der Eigenschaften eines Menschen noch sämtliche Gesichtspunkte des ayurvedischen Denkens erfassen und bietet deshalb in erster Linie eine Orientierungshilfe.
Wenn Sie im Detail wissen wollen, welcher Typ oder Mischtyp Sie sind und was das für Ihre Ernährung und die Auswahl von Gewürzen bedeutet, sollten Sie einen ausgebildeten Ayurveda-Mediziner konsultieren.

Test: Welcher Konstitutionstyp sind Sie?

Merkmale und Eigenschaften	*Vata*	*Pitta*	*Kapha*
Körperbau	außergewöhnlich klein oder groß, schmal, knochig	mittelgroß , durchschnittlich stark	groß und kräftig oder klein und stämmig
Gewicht	leicht, hat Probleme mit dem Zunehmen	mittleres Gewicht	schwer, Tendenz zu Übergewicht
Haut	trocken, rauh, schuppig	weich, glänzend, Tendenz zu Muttermalen und Sommersprossen	dick, feucht, glatt, ölig
Haar	grob, dunkel, lockig oder kraus	dünn, seidig, hell, rötlich, glatt	kräftig, voll, eher braun, wellig
Gang	rasch, leicht	mittleres Tempo, zielorientiert	langsam, gemessen
Verdauung	unregelmäßig, Tendenz zu Verstopfung und Blähungen	regelmäßig, Tendenz zu Durchfall	regelmäßig, Tendenz zu Verstopfung
Appetit und Eßgewohnheiten	unregelmäßig	starker Appetit, braucht regelmäßige Mahlzeiten	kann problemlos eine Mahlzeit ausfallen lassen
Bevorzugter Geschmack	süß, salzig, schwer, ölig	süß, leicht, warm, bitter, mag keine scharf gewürzten Speisen	trocken, fettarm, süß, würzig, scharf
Sprache	spricht schnell, sehr gesprächig	genau, klar, deutlich	langsam
Aktivitätsniveau	ständig beschäftigt, unruhig	mäßig aktiv	gemächlich

Merkmale und Eigenschaften	*Vata*	*Pitta*	*Kapha*
Schlaf	unregelmäßig, leicht, Schlaflosigkeit	gesund, tief, aber kurz	tief, viel, schwer zu wecken
Auffassungsgabe und Gedächtnis	rasche Auffassungsgabe, vergeßlich	gute Auffassungsgabe, durchschnittliches Gedächtnis	lernt langsam, gutes Gedächtnis
Lebensstil	wechselhaft, sprunghaft	umtriebig, planvoll	gelassen, regelmäßig, verfällt leicht in Trott
Stimmung	sehr gefühlsbetont, begeisterungsfähig, Tendenz, sich Sorgen zu machen, ängstlich, unsicher	schnell gereizt, ungeduldig, zornig, rechthaberisch, beharrlich	ruhig, gerät selten aus der Fassung, nicht reizbar, heiter, sanftmütig, besitzergreifend
Durchhaltevermögen	verbraucht schnell seine Energie	geht gut mit der Energie um	gutes Stehvermögen
Denken und Handeln	sehr rege, handelt schnell, viele Ideen, wenig Umsetzung	genau, logisch, plant voraus und führt Pläne auch aus, Hang zur Perfektion, effizient	ruhig, geht langsam und methodisch vor, guter Organisator
Sexualität	schnell erregbar, verausgabt sich schnell	durchschnittlich erregbar, dominierend, leidenschaftlich	langsam erregbar, viel Energie und Hingabe
Wetter	Abneigung gegen Kälte, Wind, Trockenheit	Abneigung gegen Hitze und Sonne	Abneigung gegen Kälte und Feuchtigkeit
SUMME			

»Agni« – die verdauungsfördernde Kraft

Das »Verdauungsfeuer« steuert den Stoffwechsel

Nach der Lehre des Ayurveda hat eine geregelte Verdauung viel Einfluß auf die Gesundheit des Menschen. Diese wird im ayurvedischen Verständnis von »Agni« unterstützt, was wörtlich »Lebensflamme«, »Hitzeenergie« oder »Verdauungsfeuer« bedeutet. Es geht dabei um die Vorgänge, die sich von der Aufnahme der Nahrung bis hin zur Umwandlung der Nährstoffe im Organismus abspielen, also um das, was sich mit dem modernen Begriff des Stoffwechsels umschreiben läßt. Das »Verdauungsfeuer« hängt eng mit der Salzsäure des Magens und den in Teilen des Darms freigesetzten Verdauungssäften und Enzymen zusammen. Werden diese nicht ausreichend produziert, kann es zu einer gestörten Verdauung und zu Unwohlsein kommen. Ist das Agni zu schwach, soll es »Ama« hervorbringen, schädliche Substanzen, die vom Organismus nicht immer ausgeschieden werden können. Störungen des Agni treten auf, wenn die Doshas nicht in der richtigen Balance sind, aber auch durch falsche Ernährung und schlechte Eßgewohnheiten.

Schlechte Eßgewohnheiten führen zu Störungen

Die richtigen Gewürze für Ihr Dosha

Testen Sie, welche Gewürze für Sie geeignet sind

Viele Gewürze unterstützen das »Agni« positiv. Die Übersichtstabelle auf der folgenden Seite zeigt Ihnen, welche Gewürze im Verständnis des Ayurveda für welchen Konstitutionstypen besonders geeignet sind. »Nein« bedeutet, daß dieses Gewürz das betreffende Dosha eher verstärkt und deshalb zurückhaltend verwendet werden sollte, was allerdings nicht heißt, daß vollständig darauf verzichtet werden muß. Es geht nicht um den gelegentlichen, sondern um den regelmäßigen Konsum. »Ja« bedeutet, daß das Gewürz das entsprechende Dosha eher beruhigt und daher bevorzugt verwendet werden sollte. Gemischte Typen sollten sich an den Empfehlungen orientieren, die für das stärker ausgeprägte Dosha gelten.
Diese Richtlinien stellen nur eine Orientierungshilfe dar. Individuelle Anpassungen können nötig sein, etwa weil bestimmte Gewürze schlecht vertragen werden oder Ihnen ganz einfach nicht schmecken. Blähungen und Sodbrennen sind zum Beispiel Anzeichen, daß ein Gewürz schlecht bekömmlich ist.

Die richtigen Gewürze für Ihren Konstitutionstyp

Gewürz	*Vata*	*Pitta*	*Kapha*
Anis	ja	nein	ja
Asant	ja	nein	ja
Basilikum			
– getrocknet	ja	nein	ja
– frisch	ja	ja	ja
Dill	ja	ja	ja
Estragon	ja	nein	ja
Fenchel	ja	ja	ja
Gewürznelken	ja	nein	ja
Ingwer			
– getrocknet	ja	nein	ja
– frisch	ja	ja	ja
Kardamom	ja	ja 1)	ja
Knoblauch	ja	nein	ja
Koriander	ja	nein	ja
Kümmel	nein	nein	ja
Kurkuma	ja	ja	ja
Lorbeer	ja	nein	ja
Majoran	ja	nein	ja
Muskatnuß	ja	nein	ja
Oregano	ja	nein	ja
Paprika	ja	nein	ja
Petersilie	nein	ja	ja
Pfeffer	ja	ja 1)	ja
Rosmarin	ja	nein	ja
Salbei	ja	nein	ja
Senf	ja	nein	ja
Thymian	ja	nein	ja
Wacholder	ja	nein	ja
Zimt	ja	ja	ja
Zwiebel			
– getrocknet	ja	nein	ja
– frisch	nein	nein	ja

1) in kleinen Mengen

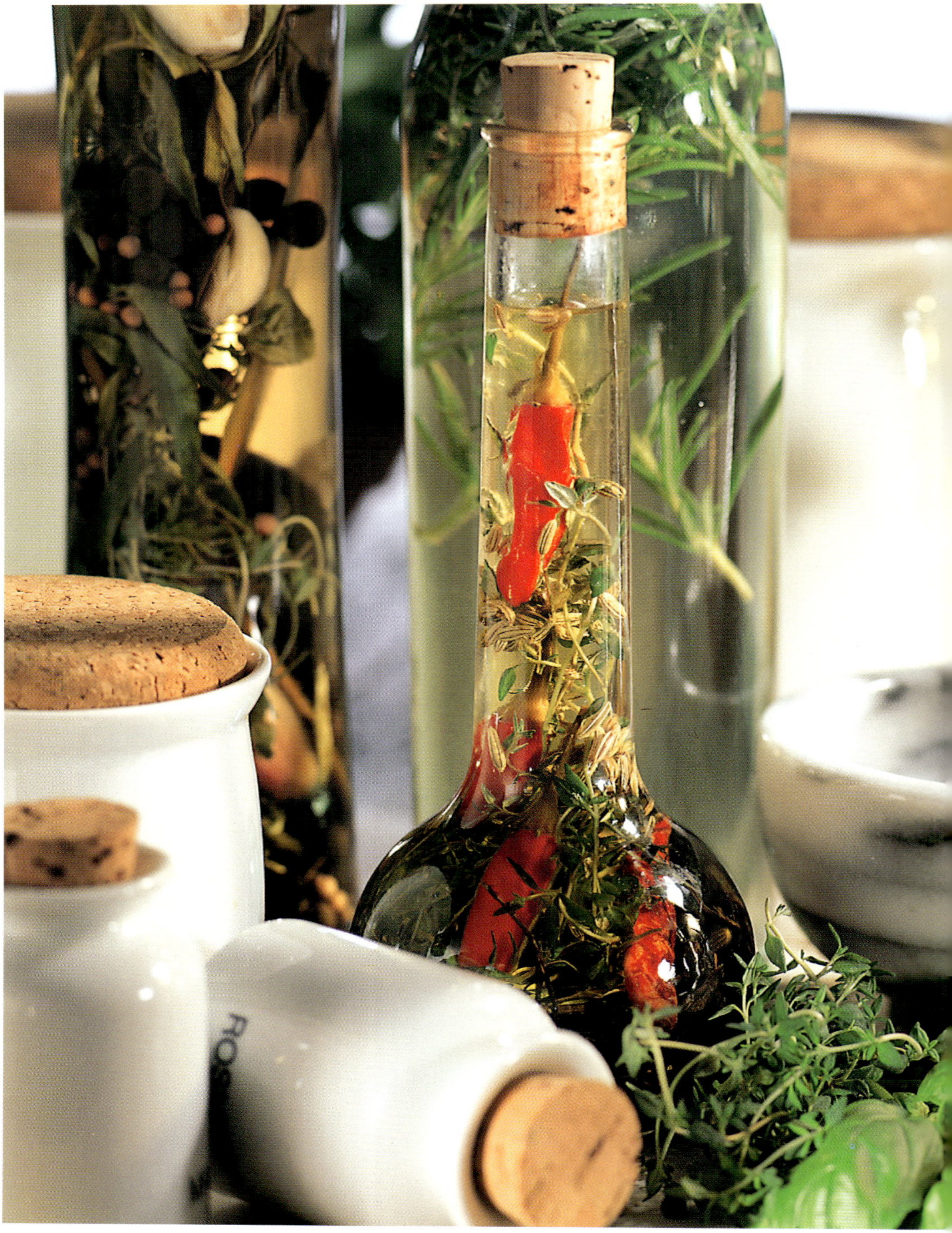

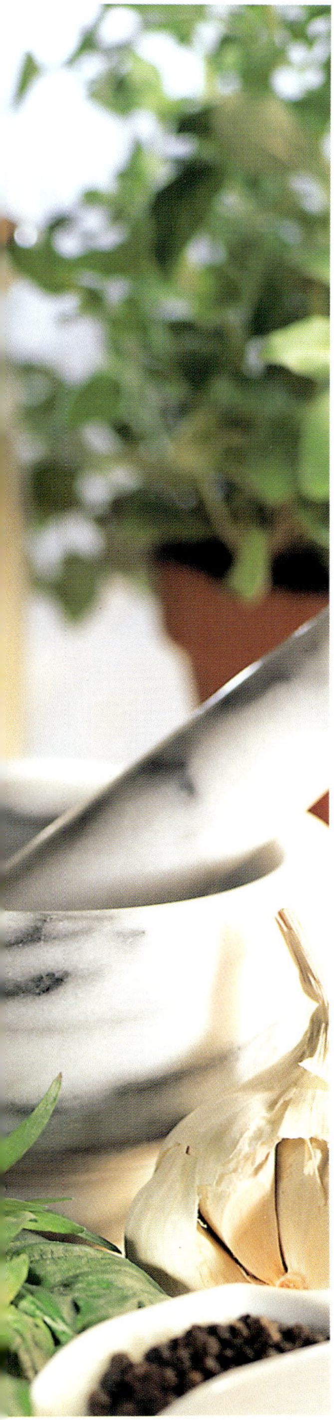

Gesund mit Gewürzen

Wenn Sie mit Gewürzen kochen, können Sie schon viel für Ihre Gesundheit tun. Gewürze eignen sich jedoch auch für eine Reihe einfacher therapeutischer Rezepturen, die Sie leicht selbst herstellen können – von Tees über Inhalationen bis zu Bädern und Umschlägen. Die natürlichen Bio-Substanzen verlieren jedoch an Wirkung, wenn Gewürze falsch behandelt werden. Auf den nächsten Seiten erfahren Sie deshalb auch viel Wissenswertes über den richtigen Umgang mit Gewürzen, damit Sie ihre heilende Wirkung optimal nutzen können.

Gewürze richtig verwenden

Frische Kräuter und Gewürze

Vom richtigen Einkauf

Gewürzkräuter werden heute auch in Glashäusern kultiviert oder aus Gegenden mit mildem Klima importiert; daher sind sie fast das ganze Jahr über im Handel erhältlich.

▶ Frische geschnittene Küchenkräuter sollten zum Zeitpunkt des Kaufs intensiv, jedoch nicht modrig riechen. Von Gewürzen mit verfärbten Blättern, welken Stengeln oder vertrockneten Enden sollte man die Finger lassen, ebenso von Kräuterbouquets, deren Blätter bereits abfallen.

Auf Frische achten!

▶ In Gärtnereien, auf Märkten oder auch beim Gemüsehändler gibt es inzwischen sehr viele Gewürze im Töpfchen zu kaufen, die Sie auf Ihren Balkon oder ans Küchenfenster stellen können.

Sammeln, ernten und aufbewahren

▶ Wildkräuter können Sie auch in freier Natur sammeln. Sie sollten sich dazu aber in der Welt der Gewürzpflanzen gut zurechtfinden, sonst besteht die Gefahr, die gesuchten Kräuter mit ähnlich aussehenden giftigen Pflanzen zu verwechseln.

Wildkräuter genau bestimmen

▶ Pflücken Sie Gewürzkräuter wegen der dort besonders starken Umweltbelastung des Bodens weder in der Nähe von stark befahrenen Straßen noch in der Umgebung von Feldern, die mit Chemikalien oder Dünger besprüht wurden. Auch verschmutzte, verstaubte Pflanzenteile (außer Wurzeln) sind nicht mehr zu empfehlen.

▶ Wenn Sie selbst Kräuter im Garten ziehen, pflücken Sie diese am besten am Vormittag, wenn der Tau bereits verdunstet ist und sich das ätherische Öl schon erwärmen konnte.

■ Und das ist der richtige Zeitpunkt der Ernte:

Wann Sie die Kräuter ernten können

- Kraut: kurz vor der Blüte
- Blätter: noch jung, doch bereits voll entfaltet
- Blüten: aufgegangen, doch noch jung
- Früchte und Samen: im Stadium ihrer Vollreife
- Rinden: am besten im Früh-

ling von den noch jungen Zweigen schälen

- Wurzeln und Wurzelstöcke: wenn sie kräftig und voll entwickelt sind.

Frische Gewürzkräuter bald verwenden

▶ Geerntete oder gekaufte Kräuter sollten Sie nicht wie einen Blumenstrauß in die Vase stellen, dann verlieren sie ihr Aroma. In einen Gefrierbeutel verpackt halten sie sich im Gemüsefach des Kühlschranks bis zu 1 Woche frisch.

Frische Gewürzkräuter haltbar machen

Tiefkühlen

Am besten gleich einfrieren

▶ Frieren Sie Gewürze möglichst rasch nach Ernte oder Kauf ein, damit die Inhaltsstoffe erhalten bleiben. Einige Gewürze wie Anis, Bohnenkraut oder Majoran verlieren beim Einfrieren etwas an Geschmack.

Trocknen

Trocknen ist das älteste Verfahren, um Gewürze zu konservieren. Bei schonendem Vorgehen bleiben die gesundheitsfördernden Wirkstoffe der Pflanze erhalten.

▶ Trocknen Sie Gewürze sofort nach der Ernte. An die Pflanzen muß viel Luft kommen, damit sie nicht anfangen zu gären. Ganze Kräuter können Sie bündeln und an Schnüren aufhängen, kleineres Trockengut geben Sie in ein Küchensieb. Große Wurzeln und Knollen werden vor dem Trocknen halbiert.

Auf was Sie beim Trocknen achten müssen

▶ Setzen Sie die Kräuter nie direktem Sonnenlicht aus, da sie sonst ihr ätherisches Öl verlieren. Trocknen Sie sie an einem schattigen Platz, etwa auf einer überdachten Terrasse, dem Balkon oder einem gut belüfteten Speicher. Sehr aromatisch riechende Gewürze vertragen eine Temperatur von maximal 35 Grad Celsius. Andere können Sie auch im Herd bei etwa 60 Grad trocknen. Dazu legen Sie die Gewürzkräuter auf ein Blech und lassen die Ofentür einen Spalt breit geöffnet. Die Kräuter sind trocken, wenn sie sich leicht zerbröseln lassen.

Tips für getrocknete und Fertiggewürze

Getrocknet fast immer und überall erhältlich

Getrocknete Gewürzkräuter in ganzer oder gemahlener Form gibt es zu jeder Jahreszeit im Einzelhandel, in Reformhäusern und Naturkostläden, aber auch in Apotheken und Droge-

Gewürze richtig verwenden

rien zu kaufen. Als Heilmittel empfehlen sich Gewürze aus der Apotheke mit einem standardisiertem Wirkstoffgehalt.

Die richtige Lagerung

Im Gegensatz zu frischen können getrocknete Gewürze länger gelagert werden, weil sie ihr Aroma nur allmählich verlieren.

Vor Licht, Luft, Feuchtigkeit und Wärme schützen

▶ Gewürze sollten immer einzeln, trocken, möglichst kühl, licht- und luftgeschützt aufbewahrt werden. Dazu eignen sich Behälter aus Weißblech, Holz oder getöntem Glas. Richtig gelagert halten sich ganze getrocknete Gewürze gut ein Jahr, gemahlene etwa halb so lange. Gefäße aus Kunststoff sind nicht geeignet, weil ihre Oberfläche durch die ätherischen Öle der Gewürze angegriffen werden kann.

▶ Bewahren Sie Ihre Küchengewürze nicht direkt über dem Herd auf, denn die dort entstehende Hitze und Feuchtigkeit schadet der Qualität. Gewürze, deren Farbe oder Aroma einmal verlorengegangen ist, sind nicht nur für die Küche, sondern auch für die Gesundheit wertlos. Haben sie ihren Geruch eingebüßt, so ist das ätherische Öl samt seinen Wirkstoffen bereits entwichen.

Ohne Aroma wertlos

Ganz oder pulverisiert?

Ob ein Gewürz besser unzerkleinert gekauft und erst vor Gebrauch gemahlen oder ob gleich ein Gewürzpulver erworben werden soll, ist eine alte Streitfrage. Gebrauchsfertiges Pulver ist praktisch, weil es bei Bedarf jederzeit und ohne Aufwand verfügbar ist. Die industrielle Fertigung in Gewürzmühlen erfolgt heute relativ schonend, denn durch Kühlung während des Mahlvorgangs verdampfen weniger Aromastoffe. Die Gewürze werden staubfein gemahlen, was zu einer höheren Ergiebigkeit und größeren Oberfläche führt. Bei längerer Lagerung verliert Gewürzpulver jedoch an Geschmack.

Auch Gewürzpulver hat seine Vorteile

▶ Kaufen Sie größere Mengen gemahlener Gewürze oder Gewürzmischungen nur bei hohem Verbrauch. Bewahren Sie angebrochene Produkte nicht länger als sechs Monate auf. Das Haltbarkeitsdatum gilt nur für die ungeöffnete Packung.

Auf das Verfallsdatum achten

▶ Getrocknete Gewürze zerkleinern Sie am besten in einem Mörser, einer robusten kleinen Schüssel oder einer Gewürzmühle. Zum groben Zerstoßen können Sie Gewürze auch in einen festen Briefumschlag stecken und mit einem schweren Kochtopf zerdrücken.

Praxis der Gewürzheilkunde

Mit Gewürzen gesund kochen

TIP!
Bei einigen Krankheiten oder organischen Störungen wie Bluthochdruck wird häufig empfohlen, auf eine salzarme Kost zu achten. Speisen, die mit frischen Kräutern oder getrockneten Gewürzen abgeschmeckt werden, brauchen weitaus weniger Salz. Sie können mit Gewürzen also Ihren Salzverbrauch senken und müssen trotzdem auf Geschmack nicht verzichten.

Sinnvoll beim Kochen eingesetzt, können viele Gewürze Ihr Wohlbefinden steigern. Manche Gewürze regen die Speichelbildung oder Magensaftproduktion an und wirken dadurch appetitanregend. Andere wiederum machen das Essen bekömmlicher oder fördern die Verdauung. Auch zur Vorbeugung von Blähungen oder zur allgemeinen Beruhigung von Magen- und Darmtrakt werden Gewürze eingesetzt. Schließlich kann auch die Durchblutung gefördert werden, was den Effekt hat, daß man nach dem Essen nicht gleich müde wird.

Gewürze machen das Essen bekömmlicher

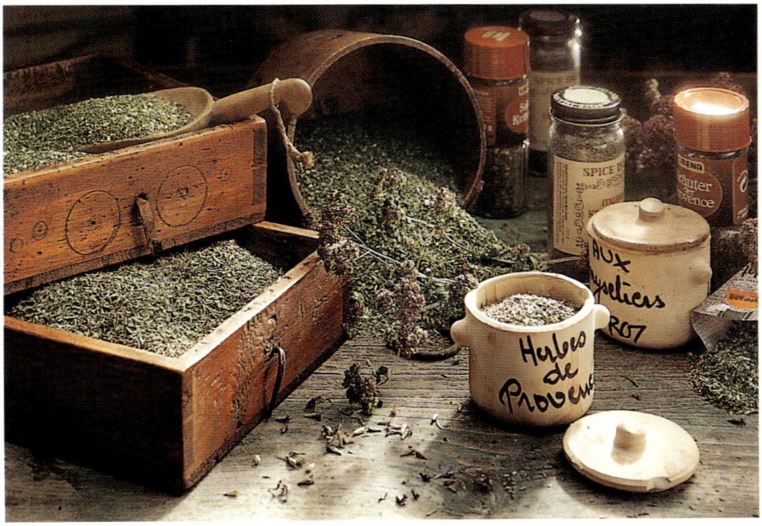

Frische und getrocknete Gewürze – unentbehrlich für die feine Küche.

Praxis der Gewürzheilkunde

Die Philosophie des Würzens

Gewürzte Speisen oder Getränke sollen nicht nur gesund sein, sondern auch gut schmecken. Dabei spielen das persönliche Geschmacksempfinden, aber auch die Abwechslung eine große Rolle – schließlich wollen die meisten Menschen nicht jeden Tag dieselbe geschmackliche Nuance auf den Teller bekommen. Schon der Begriff »abschmecken« bringt es auf den Punkt: Experimentieren Sie so lange mit den Zutaten, bis Sie mit dem Ergebnis rundum zufrieden sind. Dabei lassen sich die meisten Gewürze nicht nur gut untereinander kombinieren, sondern es gibt auch viele Gewürze mit vergleichbarer Wirkung, die Sie gegeneinander austauschen können.

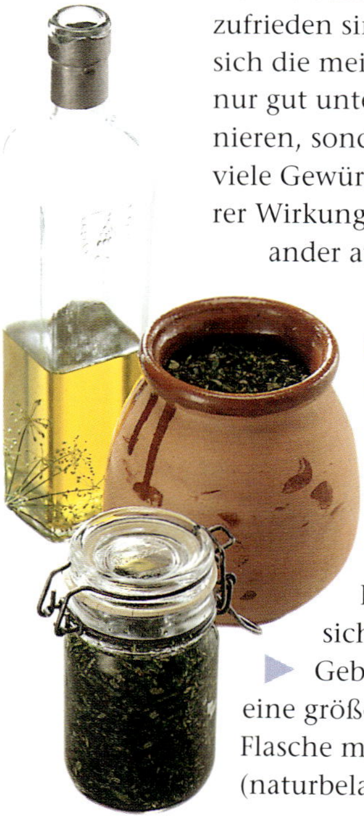

Gewürzöl & Co.

Gewürzöl

Gewürze wie Chilischoten oder Knoblauch lassen sich gut in Öl einlegen.

▶ Geben Sie dazu jeweils eine größere Menge in eine Flasche mit gutem Speiseöl (naturbelassen und kaltgepreßt). Kühl und dunkel aufbewahren. Nach einigen Wochen entsteht ein Würzöl, das jeden Salat, aber auch andere Speisen aromatisiert. Wie der Essig eignet sich Gewürzöl weniger für die Heilanwendung, weil eine gleichbleibende Konzentration der Inhaltsstoffe nicht immer gewährleistet ist.

Kräuteressig

Aus Gartenkräutern wie Basilikum, Dill oder Thymian läßt sich ein bekömmlicher Kräuteressig herstellen.

Essig können Sie mit vielen Gartenkräutern bereichern

▶ Geben Sie dazu die frischen Blätter oder Zweigenden in eine Flasche, die Sie mit gutem Apfel- oder Weinessig aufgießen. Die verschlossene Flasche etwa 2 Wochen lang möglichst an die Sonne stellen und gelegentlich schütteln. Danach die Gewürze herausnehmen, durch frische ersetzen, den Essig in eine dunkle Flasche füllen und kühl lagern. Die Kräuter sollten immer mit Essig bedeckt sein, sonst schimmeln sie schnell.

Gewürzsalz

So gewinnen Sie ein bekömmliches Kräutersalz:

▶ In einem Einmachglas bedecken Sie 4 Teile grob zerkleinerte Kräuter schichtweise mit

Sehr bekömmlich

1 Teil Salz. Das Gefäß luftdicht verschließen, dunkel und kühl, aber nicht im Kühlschrank, aufbewahren.

Gewürzmischungen und Saucen

Viele Sorten sind im Handel erhältlich

Gewürze lassen sich sehr gut miteinander kombinieren. Viele Gewürzmischungen und Saucen aus verschiedenen Küchen sind heute im Handel erhältlich, zum Beispiel Kräutermischungen, Currypulver, Worcestershire-Sauce, Tabasco, Chutneys, Ketchup oder verschiedene Sojasaucen. Einige davon haben eine deutlich gesundheitsfördernde Wirkung. So ist zum Beispiel von Sojasaucen und Misopasten (in Naturkostläden oder Asienläden erhältlich) bekannt, daß sie das Risiko einer Reihe von Krebserkrankungen mindern können. Im folgenden finden Sie einige Beispiele für Gewürzmischungen zum Selbermachen.

Currymischung

Diese Zutaten brauchen Sie

Zutaten:
6 getrocknete rote Chilies, 25 Gramm Koriandersamen, 2 Teelöffel Kreuzkümmelsamen, ein halber Teelöffel Senfsamen, 1 Teelöffel schwarze Pfefferkörner, 10 Curryblätter, ein halber Teelöffel gemahlener Ingwer, 1 Eßlöffel gemahlener Kurkuma
Zubereitung:

So wird's gemacht

▶ Die Gewürze bis auf die Curryblätter, den Ingwer und den Kurkuma bei mäßiger Hitze in einer Pfanne ohne Öl rösten, bis sie dunkel sind; dabei gut umrühren, damit sie nicht anbrennen. Abkühlen lassen und die Mischung in einer Mühle fein mahlen. Die Curryblätter kurz in der Pfanne trocken rösten, mahlen und mit dem Ingwer- und Kurkumapulver zu den restlichen Gewürzen geben. Gut mischen und in ein dunkles Glas füllen.

▶ Geeignet für: Fleisch, Fisch, Geflügel, Eiergerichte, Gemüse, Reis.

Typische Gewürze für Curry

Koriander, Kurkuma und Kreuzkümmel sind übrigens in allen Currymischungen enthalten.

Pfefferminzchutney

Zutaten:
1 Bund frische Pfefferminzblätter, ein halber Bund Schnittlauch, eine halbe grüne Chilischote, 2 Teelöffel frische Ingwerwurzel, Saft einer halben Zitrone, ein halber Teelöffel Salz, 1 Teelöffel Honig
Zubereitung:

▶ Minze, Schnittlauch und Chilischote fein hacken, den Ingwer dazureiben, mit 2 Eßlöf-

Praxis der Gewürzheilkunde

fel Wasser zu einem Brei verrühren. Den Zitronensaft untermischen und mit Salz und Honig abschmecken.

▶ Geeignet für Braten.

Das Bouquet garni kocht man als Sträußchen mit

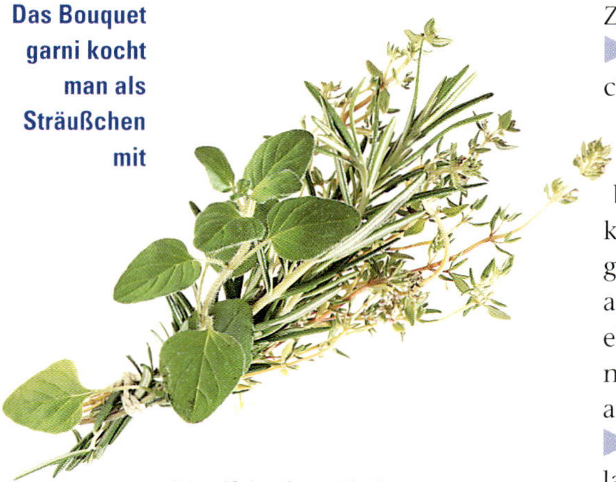

Karibische Chilisauce

Zutaten:
2 feingehackte Zwiebeln, 3 Eßlöffel geschnittener Schnittlauch, 2 feingehackte Knoblauchzehen, 1 bis 2 feingehackte frische grüne Chilischoten, 3 Eßlöffel Limettensaft, Pfeffer und Salz zum Abschmecken
Zubereitung:

▶ Die Gewürze vermischen, mit 1 Tasse kochendem Wasser übergießen und 1 Stunde stehen lassen. Anschließend den Limettensaft unterrühren und mit Pfeffer und Salz abschmecken.

Die Sauce geht ganz einfach

▶ Geeignet für: Fisch und Fleisch.

Bouquet garni

Zutaten:
3 Zweige Petersilie, 1 Stengel Thymian, 1 kleines Lorbeerblatt
Zubereitung:

▶ Aus den Kräutern ein Sträußchen binden. Nach Belieben können Sie auch etwas Majoran, Liebstöckel, 1 Sellerieblatt, Muskatblüte, Zimt, Paprika oder 1 Zehe Knoblauch dazugeben. Das Ganze können Sie auch in einen Beutel aus Gaze einnähen. Vor dem Servieren nehmen Sie das Bouquet garni aus dem Gericht heraus.

▶ Geeignet für: Gerichte mit langer Garzeit.

Pesto

Zutaten:
45 Gramm Basilikumblätter, 6 geschälte Knoblauchzehen, 40 Gramm Pinienkerne, 125 Gramm Parmesan, 175 ml Olivenöl, Salz und Pfeffer
Zubereitung:

Pesto ist ein gesunder Genuß

▶ Basilikum, Knoblauch, Pinienkerne und Parmesan mit einer Küchenmaschine oder einem Mörser zerkleinern, bis eine glatte Masse entsteht. Nach und nach das Olivenöl dazugeben und mit Pfeffer und Salz abschmecken.

▶ Geeignet für: Pasta, Nudelsalate.

Traditionelle Hausmittel

Gewürze dem Essen beizugeben ist wohl die verbreitetste Art, ihre gesundheitsfördernden Wirkungen zu nutzen. Darüber hinaus gibt es aber noch viele andere Möglichkeiten in der »Gewürzheilkunde«. Die in diesem Buch vorgestellten Rezepturen sind traditionelle Hausmittel der Volksmedizin, die Sie ganz leicht selbst herstellen können. Zu den nun folgenden Grundanwendungen finden Sie im dritten Kapitel für jedes Gewürz noch eine Reihe spezieller Rezepturen.

Lernen Sie die einfachen Hausmittel kennen

Was Sie für die Rezepturen brauchen

- Für die Herstellung von Gewürzheilmitteln brauchen Sie einen Mörser oder eine spezielle Gewürzmühle zum groben Zerstoßen oder feinen Mahlen. Sie können auch eine herkömmliche Kaffeemühle benutzen, die Sie dann aber nur für Gewürze verwenden sollten. Für härtere Gewürze wie Muskat brauchen Sie eine kleine Reibe.
- Für Gewürztees empfiehlt sich ein Teesieb und eventuell eine Warmhaltekanne. Außerdem benötigen Sie für Gewürzwein, -öl und -essig, für Sirup oder Gurgellösungen dunkle Flaschen, die Sie verkorken können.

Mit ein paar Utensilien kommen Sie schon aus

Vorsicht bei Allergien

Einzelne Gewürze können von manchen Menschen unter Umständen schlecht vertragen werden oder zu allergischen Reaktionen unterschiedlicher Stärke führen. In solchen Fällen sollten Sie auf dieses Gewürz verzichten. Es können auch sogenannte Kreuzallergien vorkommen, weil eine Reihe von Inhaltsstoffen in mehreren Pflanzen vorkommen. Dies ist vor allem bei verwandten Pflanzen wahrscheinlich. Wer etwa auf Oregano allergisch ist, sollte daher besser auch Majoran meiden.

Gewürze innerlich anwenden

Gesundheit soll auch schmecken

Auch bei den Heilanwendungen sollten Sie Ihr individuelles Geschmacksempfinden berücksichtigen: Wenn Sie ein Gewürz in einer bestimmten Rezeptur nicht als wohltuend empfinden, weil es Ihnen ganz einfach nicht schmeckt, versuchen Sie es mit einem Gewürz, das ähnliche Wirkungen hat.

Verlassen Sie sich auf Ihren Geschmack

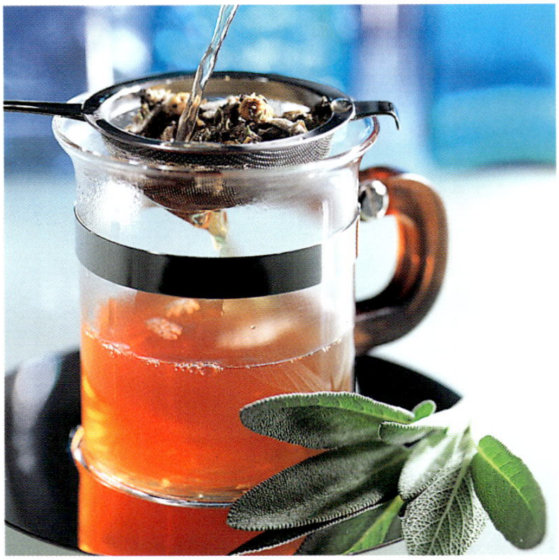

Gewürztee: einfach herzustellen und dabei sehr wirksam.

Gewürztee

Aus den meisten Gewürzen läßt sich, wie aus zahlreichen anderen Heilpflanzen auch, ein Tee zubereiten. Dabei können Sie die Gewürze »pur« oder in Kombination verwenden oder Ihren Schwarztee damit anreichern. Sollte ein Gewürztee unangenehm bitter schmecken, können Sie ihn mit Honig süßen oder mit anderen aromatischen Gewürzen anreichern. Gerade Teezubereitungen gewinnen oft an Geschmack, wenn mehrere Gewürze miteinander kombiniert werden.

Wenn's schnell gehen soll

▶ Im Handel sind eine Reihe von Fertigtees erhältlich. Probieren Sie die eine oder andere Teemischung aus. Die Zubereitung und Dosierung können Sie den Hinweisen auf oder in der Packung entnehmen.

▶ In Apotheken erhalten Sie übrigens auch Gewürz-Heiltees in praktischen Teebeuteln.

Auch als Sud zu verwenden

▶ Gewürztees können in konzentrierter Form äußerlich als Sud angewendet werden, etwa für ein Bad oder eine Inhalation.

Zubereitung von Gewürztee

- Harte Pflanzenteile wie Hölzer, Rinden, Wurzeln oder Stengel: Im Wasser aufkochen oder mit kochend heißem Wasser übergießen; bis zu 10 Minuten abgedeckt ziehen lassen und durch ein Teesieb abseihen.
- Früchte und Samen: Kurz vor Gebrauch zerstoßen, anschließend mit kochend heißem Wasser übergießen und nach etwa 10 Minuten durch ein Teesieb abseihen. Bei scharfen Gewürzen wie Pfeffer reichen 5 Minuten zum Ziehen.
- Blätter, Blüten und Kraut: Mit siedendem Wasser übergießen; die Ziehzeit beträgt bis zu 10 Minuten.
- Manche Gewürze wie Fenchel, die einen hohen Anteil an ätherischem Öl besitzen, können Sie auch einige Stunden lang in einem geschlossenen Topf mit kaltem Wasser ansetzen; danach erhitzen Sie den Tee nur noch auf etwa 40 Grad, seihen ihn ab und trinken ihn warm. Dadurch wird der Tee wirkstoffreicher.

Exotische Teemischungen aus dem Handel

Ayurvedische Tees helfen bei vielen Alltagsbeschwerden

Im Ayurveda (Seite 14) haben Gewürztees eine lange Tradition. Sie dienen zum Beispiel dem körperlichen und seelischen Ausgleich, der Vorbeugung und Heilung. Ayurvedische Teemischungen, aber auch indianische oder tibetische Tees mit den Aromen verschiedener Gewürze gibt es inzwischen in den meisten Teehandlungen, Naturkostläden und Reformhäusern zu kaufen. Je nach Mischung sollen sie anregen und kräftigen, die Verdauung fördern, gegen verschiedene Frauen- und Männerleiden oder gegen Beschwerden der Atemwege helfen.

Gewürzauszüge und Tinkturen

Diese Pflanzenauszüge, die häufig mit 70prozentigem Alkohol hergestellt werden, können tröpfchenweise auf Zucker oder in Wasser eingenommen werden. Verdünnt eignen sie sich auch für Spülungen und Umschläge.

Aus der Apotheke zu empfehlen

Solche Tinkturen lassen sich zwar auch selbst herstellen, bei Präparaten, die Sie in der Apotheke erhalten, können Sie aber sicher sein, daß sie im Verlauf einer Behandlung immer von gleichbleibender Qualität sind.

Gewürzmilch

Gewürzmilch schmeckt nicht nur gut, sondern ist auch sehr bekömmlich. Muskat und Zimt, aber auch scharfe Gewürze wie Paprika oder Pfeffer eignen sich für diese Zubereitung. Außerdem lassen sich viele indische Teemischungen mit Milch herstellen.

So bereiten Sie die Gewürzmilch zu

- Erwärmen Sie einen halben Liter Milch und rühren Sie noch vor dem Kochen 1 Teelöffel frisch gemahlene Gewürze unter. Die festen Bestandteile werden nicht, wie beim Tee, abgeseiht. Nach Geschmack 1 Teelöffel Honig zugeben und warm trinken.

WICHTIG

Bitte halten Sie sich an die im Buch angegebenen Dosierungsanleitungen, denn eine extreme Überdosierung von Gewürz- oder Heilpflanzen kann zu unerwünschten Wirkungen führen. Eine zu große Menge an Muskatnuß oder Salbeiblättern kann Vergiftungserscheinungen wie Brechreiz, Übelkeit, Magenkrämpfe oder Durchfall zur Folge haben. Warten Sie in einem solchen Fall nicht ab, ob die Beschwerden von selbst vergehen, sondern gehen Sie zum Arzt oder wenden Sie sich an eine Vergiftungszentrale.

Gewürzwein

Überliefert in der Volksmedizin

Sogenannte Arzneiweine, etwa mit Knoblauch oder Rosmarin, haben in der Volksmedizin eine lange Tradition. Der mit Zimt und Gewürznelken zubereitete Glühwein ist auch heute noch – besonders zur kalten Jahreszeit – sehr beliebt.

▶ Geben Sie etwa 10 bis 20 Gramm Gewürz in eine 0,7 Liter-Flasche mit leichtem, trockenem Rot- oder Weißwein. Die Flasche luftdicht verkorken und einige Tage stehen lassen. Trinken Sie einmal pro Tag ein kleines Gläschen davon. Je nach Zutat wirkt der Gewürzwein appetitanregend, beruhigend oder verdauungsfördernd.

Alkohol nur in Maßen

Denken Sie an den Alkoholgehalt von Gewürzspirituosen

Neben Gewürzwein gibt es auch hochprozentigere Spirituosen mit Gewürzpflanzen wie etwa Anisschnaps (Seite 39). Denken Sie bitte daran, daß alkoholische Rezepturen zu Heilzwecken mit Vorsicht und in Maßen eingesetzt werden sollten. Schon ein Glas Wein kann Ihre Reaktionsfähigkeit im Straßenverkehr erheblich einschränken.

Die äußere Anwendung von Gewürzen

Aromatherapie

Man nutzt den Duft der ätherischen Öle

Aroma- oder Dufttherapie bezeichnet die unterstützende Behandlung körperlicher und seelischer Beschwerden mit Hilfe natürlicher ätherischer Öle. Die wohltuenden Gerüche, die zum Beispiel über eine Aromalampe eingeatmet werden, beeinflussen die Stimmung und wirken beruhigend und entspannend oder auch anregend. In einem weiteren Sinn umfaßt die Aromatherapie auch Bäder, Inhalationen, Einreibungen und Massagen mit ätherischen Ölen (ab Seite 33).

Zu den häufig in der Aromatherapie verwendeten Gewürzölen gehören Basilikum, Rosmarin, Wacholder, Thymian, Fenchel, Anis, Gewürznelken, Ingwer, Muskat, Zimt und Kardamom.

So wird's gemacht

Mit Duftlampen können Sie ein angenehmes Raumklima schaffen.

▶ Dazu geben Sie zwei- bis dreimal pro Tag 1 bis 6 Tropfen ätherisches Öl mit ausreichend Wasser in die Verdunstungsschale, die mit einem Teelicht oder mit elektrischer Wärme von unten erwärmt wird. Fangen Sie zunächst mit wenigen Tropfen an und prüfen Sie, ob Sie den Duft mögen und sich eine wohltuende Wirkung einstellt.

▶ Vorsicht: Zu intensive Gerüche können zu Kopfschmerzen oder Unwohlsein führen. Wird Ihnen der Duft zu intensiv, machen Sie einfach die Duftlampe aus. Stellen Sie Duftlampen und ätherische Öle immer außerhalb der Reichweite kleiner Kinder auf.

Nicht jeder Mensch verträgt jeden Geruch!

▶ Ätherische Öle werden im Handel (Apotheke oder Naturkosmetikladen) in kleinen Fläschchen angeboten. Achten Sie darauf, nur naturreine Öle zu kaufen. Duftlampen erhalten Sie zum Beispiel in Fachgeschäften, Töpfereien oder Naturkosmetikläden.

Inhalationen

Inhalationen können Sie mit 1 bis 2 Tropfen ätherischen Öls, die Sie einfach ins heiße Wasser träufeln, aber auch hervorragend mit frischen oder getrockneten Gewürzen durchführen.

Mit frischen Kräutern inhalieren

▶ Geben Sie eine kleine Handvoll Gewürzdroge wie Salbei oder Thymian in einen Topf mit 1 bis 2 Liter Wasser und bringen Sie das Ganze zum Sieden. Anschließend am besten in eine große Schüssel schütten, die Sie so auf den Tisch stellen, daß Sie in einer bequemen Haltung inhalieren können. Geben Sie über Kopf und Schüssel ein großes Handtuch und atmen Sie die Dämpfe langsam und tief ein.

Und so wird's gemacht

▶ Bei Husten und Bronchitis 10 bis 20 Minuten vorrangig durch den Mund, bei Schnupfen oder Entzündungen der Nasennebenhöhlen durch die Nase atmen.

Hilft bei Erkältungskrankheiten

▶ Vorsicht: Wegen Verbrühungsgefahr dürfen Kinder oder gebrechliche Menschen nie ohne Aufsicht inhalieren.

WICHTIG

Das hochwirksame, ätherische Öl einer Gewürzpflanze ist etwas grundsätzlich anderes als das aromatisierte Speiseöl, das Sie in Lebensmittelgeschäften kaufen oder zu Hause herstellen können (Seite 26). Zum Einnehmen und Würzen in der Küche sind ätherische Öle aufgrund ihrer hohen Konzentration an Wirkstoffen – manche ätherische Öle sind sogar giftig – nicht geeignet.
Auch die Wirkungen der einzelnen ätherischen Öle in der Aromatherapie können von Person zu Person sehr unterschiedlich sein. Bitte beachten Sie in jedem Fall genau die Dosierungsanleitung des Herstellers.

Praxis der Gewürzheilkunde

Gewürzbäder

Warme Bäder können entspannen, anregen und die Durchblutung fördern oder das Schwitzen verstärken. Einige Gewürzkräuter eignen sich sehr gut als Badezusätze. Die darin enthaltenen ätherischen Öle werden während des Bades über die Haut in den Organismus aufgenommen, gleichzeitig werden die Dämpfe über Mund und Nase eingeatmet. Im Blut kann auf diesem Weg eine nahezu gleich hohe Konzentration der Wirkstoffe erzielt werden wie nach der Einnahme von Tees oder pflanzlichen Präparaten.

Ätherische Öle wirken wohltuend im Gewürzbad.

▶ Sie können einige Tropfen ätherischen Öls ins Badewasser geben oder Fertigpräparate kaufen. Beachten Sie dazu bitte die Angaben des Herstellers. Sie können Ihr Gewürzbad aber auch selbst zubereiten. Bringen Sie dafür eine größere Menge Gewürz, etwa 100 Gramm Oregano, 30 Gramm Thymian oder 50 Gramm Rosmarin, in einem halben Liter Wasser zum Kochen, lassen Sie das Ganze etwa 10 Minuten ziehen und schütten Sie es anschließend durch ein Teesieb in das Badewasser. Ein Schuß Milch, süße Sahne oder etwas Badeöl im Wasser pflegen Ihre Haut zusätzlich.

So einfach können Sie Ihr Gewürzbad selbst herstellen

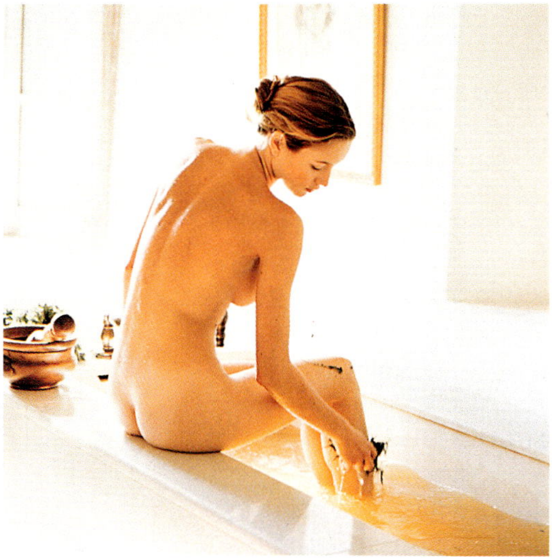

▶ Warme Teil- und Vollbäder sollten eine Temperatur zwischen 36 Grad und 38 Grad haben und in aller Regel zwischen 10 und 20 Minuten dauern. Sobald Sie ein Bad als unangenehm empfinden, brechen Sie es ab.

▶ Vorsicht: Die Inhaltsstoffe mancher Gewürze können bei zu hoch dosierter oder zu langer Anwendung Hautreizungen verursachen (siehe auch Seite 35).

Vorsicht bei empfindlicher Haut!

Gewürzwickel und -umschläge

Für Umschläge, Kompressen oder Wickel können Gewürztees, verdünnte Tinkturen oder Auszüge als Zusatz verwendet werden. Diese äußeren Anwendungen werden zum Beispiel bei Hautausschlägen, Muskelverspannungen oder auch rheumatischen Beschwerden eingesetzt.

Grundrezept für Wickel und Umschläge

▶ Dazu tränken Sie ein Leinentuch oder eine Baumwollkompresse mit dem Tee oder der verdünnten Tinktur nach den Angaben des Herstellers und legen es auf die entsprechende Körperstelle. Bei einem Wickel wird ein großflächiger Bereich abgedeckt und mit einem zweiten trockenen Tuch nochmals umwickelt. Hierbei kann zusätzlich Wärme oder Kälte eingesetzt werden. Wolltücher als Außentuch wirken wärmend, Leinentücher eher kühlend (Bücher, die weiterhelfen, Seite 92). In der Apotheke können Sie auch fertige Wickel kaufen.

Grenzen der Selbstbehandlung

Wirksame Hilfe aus der Natur, aber keine Wundermittel

Gewürze sind keine Wundermittel, mit denen sich jede Krankheit problemlos kurieren läßt. Eine Selbstbehandlung mit Gewürzrezepturen kann den Besuch beim Arzt, eine angemessene Diagnose und eine notfalls erforderliche Behandlung mit den Methoden der modernen Medizin nicht ersetzen.

Hautöl und Salben

Hautöle und Salben auf der Basis von Gewürzpflanzen gibt es in Apotheken, Reformhäusern, Naturkosmetikläden oder Drogerien zu kaufen. Sie werden zum Hautschutz und zur Hautpflege oder zur Behandlung leichter oberflächlicher Hauterkrankungen verwendet.

Auf Verträglichkeit achten

Beachten Sie auch den Hinweis auf Seite 33

Bei den ersten Anzeichen von Nies- oder Juckreiz, Husten, Übelkeit, Fieber, trockenen Schleimhäuten oder geröteten Augen sollte die Therapie abgebrochen werden. Bei manchen Menschen können einige Gewürze und ätherische Öle, wenn sie mit der Haut in Berührung kommen, Allergien auslösen. Wenn Sie ein Gewürzhautöl oder eine -creme zum ersten Mal anwenden, tragen Sie die Präparate erst einmal probeweise auf einer kleinen Hautfläche auf, etwa am Unterarm. Erst wenn es zu keiner unerwünschten Reaktion kommt, können Sie die Haut großflächig behandeln.

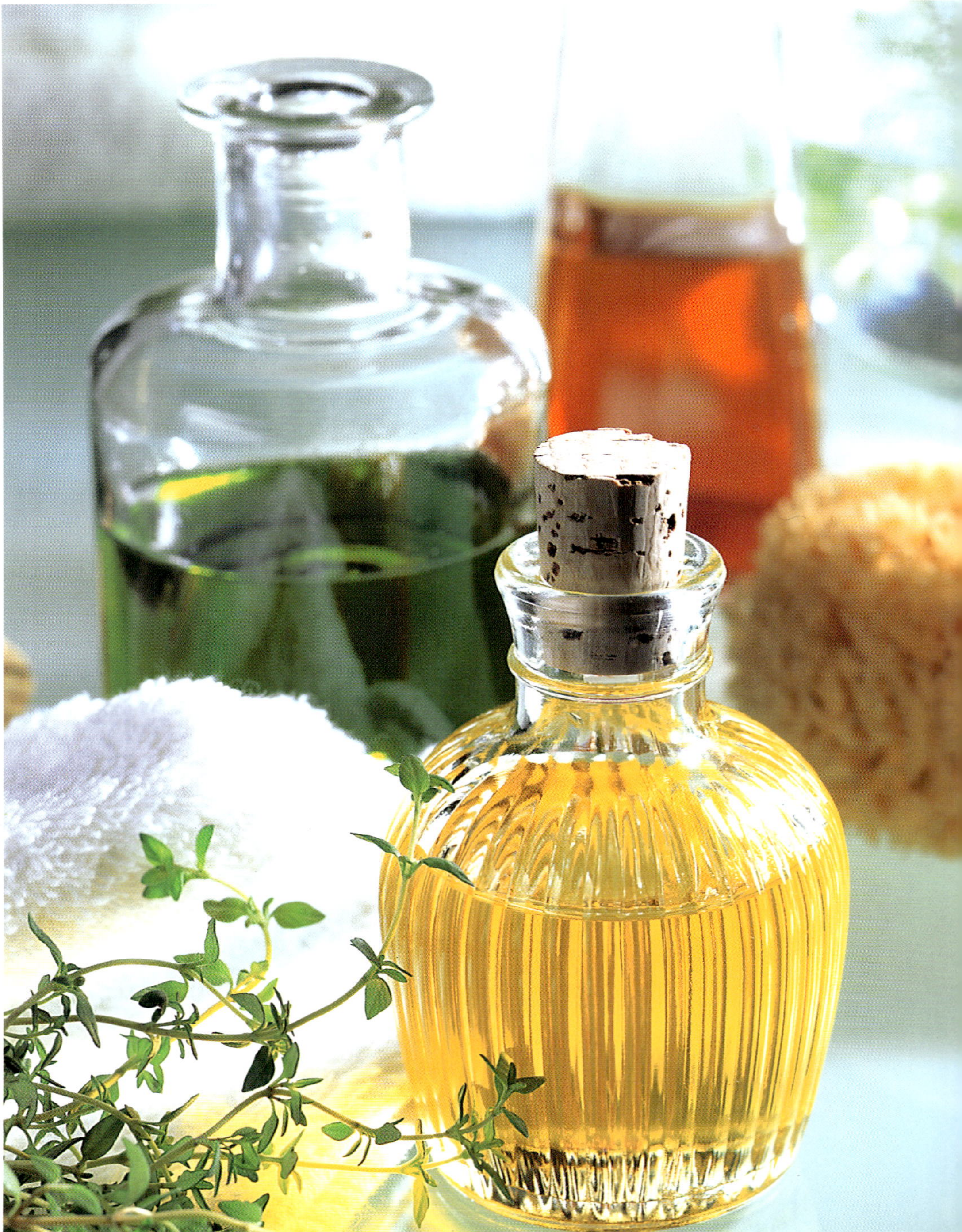

Gewürze von A bis Z

Auf den nächsten 54 Seiten stellen wir Ihnen die wichtigsten Heilgewürze vor – wie sie wirken und bei welchen Beschwerden sie sich in welcher Form einsetzen lassen. Mit einfachen Anwendungen können Sie Ihrer Gesundheit auf natürliche Weise helfen und Ihr Wohlbefinden steigern. Lesen Sie, welche Gewürze Ihnen die ayurvedische Heilkunde empfiehlt und welche traditionellen Einsichten über einzelne Gewürze die moderne Medizin inzwischen bestätigt hat. Und damit letztendlich auch der Genuß nicht zu kurz kommt, erhalten Sie zu jedem Gewürz eine Reihe kulinarischer Tips.

Anis

Steckbrief

Die Früchte enthalten gesunde Wirkstoffe

Aus den reifen und getrockneten Früchten der Anispflanze *(Pimpinella anisum L.)* gewinnt man die kleinen grüngelben Aniskörner. Ihr süßlich-aromatischer Geruch und Geschmack erinnert ein wenig an Lakritz. Sie beinhalten als Wirkstoff viel ätherisches Öl.

▶ Getrocknete Anisfrüchte sollten am besten ungemahlen aufbewahrt werden.

Anis in der Küche

Getrockneter Anis wird ganz oder gemahlen vor allem für Weihnachtsplätzchen und als Brotgewürz verwendet. Er kann Fischgerichten, Hackfleisch, Geflügelfüllungen oder Gemüsegerichten mit Möhren oder Rotkohl sowie Gurken und Tomaten eine besondere Geschmacksnote verleihen.

Nur mäßig mit Anis würzen!

▶ Wegen seines ergiebigen Aromas ist beim Würzen mit Anis Fingerspitzengefühl angezeigt; ein halber Teelöffel reicht meistens aus, um Gerichte zu aromatisieren.

▶ Auch die frischen Anisblätter eignen sich als Gewürz; sie passen besonders gut zu Salaten, sowie zu eingelegten Gurken, roten Rüben und Rotkohl.

Geschichte

Schon von Plinius empfohlen

Als Heilmittel hat Anis eine lange Tradition. Im antiken Rom schätzte man seine aromatischen und verdauungsfördernden Qualitäten; nach dem Genuß üppiger Speisen reichte man mit Anis bestreuten Kuchen. Der römische Forscher Plinius empfahl Anisfrüchte als Duftkissen für einen ruhigen Schlaf, und roh oder in Wein gegart gegen Skorpionstiche. Im Mittelalter galt Anis als Aphrodisiakum und Mittel gegen Schlangenbisse, Fieber, Magengeschwüre, Bauchschmerzen und Erkältungen.

Zwei Verwandte mit ähnlicher Wirkung

Das Doldengewächs Anis hat zwei heilkräftige Verwandte: Kümmel ist das wirkungsvollste Gewürz gegen Blähungen, und Fenchel ist als Hustenmittel dem Anis sogar noch überlegen. Weil Anis jedoch den besten Geschmack bietet, werden diese drei Gewürze oft kombiniert. Für einen Kräutertee können Sie Kümmel-, Fenchel- und Anisfrüchte zu gleichen Teilen mischen, zerstoßen und wie im Rezept »Anistee« (Seite 39) zubereiten.

So wirkt Anis

- hilfreich bei Blähungen, magenberuhigend, verdauungsfördernd, appetitanregend
- leicht bakterienhemmend

Besonders lindernd bei Husten

- schleimlösend, hustenstillend; daher ist Anis auch Bestandteil vieler Hustensäfte und Hustenbonbons.
- Daneben empfiehlt die Volksmedizin Stillenden, Anis zur Förderung der Milchsekretion anzuwenden.

Anis für die Gesundheit

Anistee

Bei Husten, Blähungen, Magenbeschwerden

Zubereitung und Anwendung:

▶ Einen halben Teelöffel (1 bis 2 Gramm) Anis im Mörser zerstoßen, mit etwa 150 ml (eine Tasse) kochendem Wasser aufgießen. Zugedeckt 5 bis 15 Minuten ziehen lassen und abseihen.

▶ Bei Husten mit Honig gesüßt täglich 2 bis 3 Tassen warm trinken.

▶ Bei Magen-Darm-Beschwerden ungesüßt 1 Tasse nach jeder Mahlzeit trinken.

Beliebt auch bei Kindern

Dieser Tee schmeckt übrigens auch Kindern gut.

Anisschnaps

Bei Appetitlosigkeit, zur Verdauungsförderung

In vielen Ländern ist Anis Grundlage appetitanregender Spirituosen: in Frankreich trinkt man »Pastis« oder »Anisette«, in Griechenland »Ouzo«, in der Türkei »Raki«. Und so können Sie Anisschnaps selbst herstellen:

▶ 1 Liter Branntwein mit 30 Gramm Anisfrüchten, 1 TL Zimt und 500 Gramm Rohzuckersirup ansetzen, einen Monat ziehen lassen und dann durch ein sauberes Leintuch oder eine Kompresse filtern.

▶ Vor den Hauptmahlzeiten ein Likörglas davon trinken.

Regt den Appetit an: ein selbstgemachter »Pastis«.

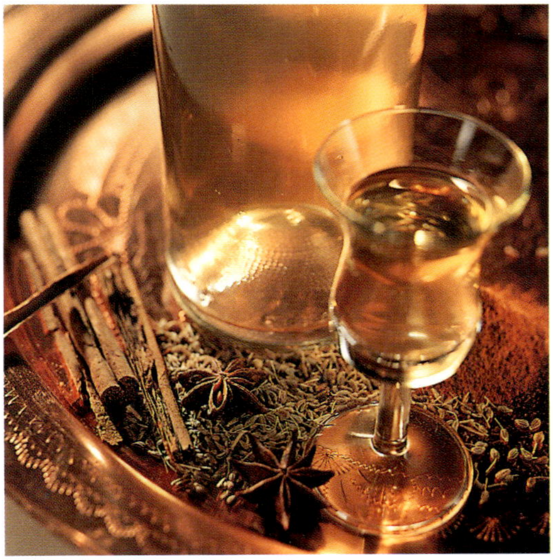

Basilikum

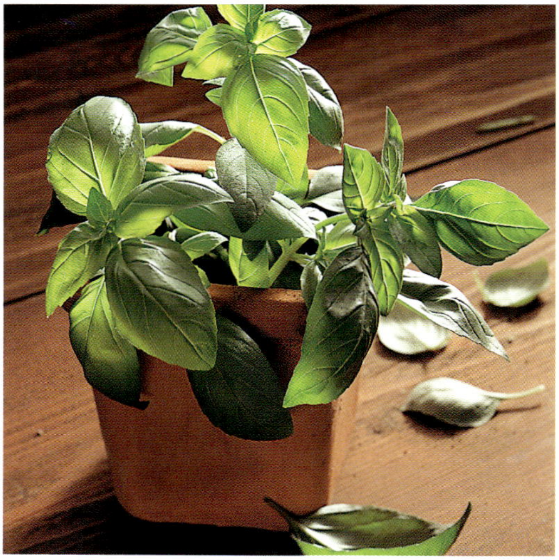

Basilikum duftet einzigartig und schmeckt frisch am besten.

Steckbrief

Es gibt verschiedene Basilikumarten *(Ocimum basilicum)*, die nach Zitrone, Pfefferminze, Anis oder Zimt riechen. Der Geschmack ist aromatisch, mit einem Hauch von Gewürznelken und Pfeffer. In der Küche verwendet man die frischen oder getrockneten Blätter, für Heilanwendungen auch das ganze Kraut.

Basilikum in der Küche

Ein Muß in der französischen und italienischen Küche

Sehr beliebt ist Basilikum in der italienischen und französischen Küche: Tomaten und Mozarella, Spaghetti mit Pesto oder die provenzalische »Soupe de Pistou« profitieren von seinem charakteristischen Geschmack. Allein oder mit Rosmarin und Salbei kombiniert paßt er gut zu gekochtem und gebratenem Fisch, gebratenem Fleisch, Omelettes oder Salaten. Für exotische Gerichte empfiehlt sich thailändischer Basilikum, den Sie in asiatischen Läden erhalten.

Geschichte

Schon der Name, der von Basileus, dem griechischen Wort für König, abgeleitet ist, drückt die Wertschätzung aus, die dem Gewürz seit Jahrhunderten entgegengebracht wird. In ihrem Ursprungsland Indien galt die »Königspflanze« sogar als heiliges Gewächs. Basilikum gehört zu den wenigen ursprünglich orientalischen Gewürzpflanzen, die heute auch in ganz Europa wachsen.

Basilikum bei Hildegard

Hildegard von Bingen empfahl ihn bei Fieber

Für die Äbtissin Hildegard von Bingen war Basilikumkraut besonders zur Fiebersenkung geeignet. »Wer starkes Fieber hat«, heißt es in ihren Texten, »koche Basilikum in Wein und gebe Honig bei, und er seihe das und er trinke das oft nüchtern und nach dem Essen des Abends.«

Basilikum-Gewürzwein – ein altes Rezept

Auch heute noch sind Gewürzweinrezepte mit Basilikum verbreitet, zum Beispiel gegen Appetitlosigkeit (siehe Rezept rechts).

So wirkt Basilikum

- appetitanregend, lindernd bei Blähungen, magenberuhigend, entwässernd
- mild bakterien- und virenhemmend
- beruhigend, hilft bei nervöser Unruhe und Schlaflosigkeit.
- Wundheilend ist der alkoholische Auszug, der auch Bestandteil kosmetischer Salben ist. Lassen Sie sich über die verschiedenen Präparate in der Apotheke beraten.

Anwendung im Ayurveda

Die indische Medizin setzt auf diese Wirkungen

Basilikum soll die Hitzeenergie – oder das Verdauungsfeuer – Agni entzünden (Seite 18). In der traditionellen indischen Medizin wird er bei Fieber und Husten eingesetzt. Außerdem soll er schmerzstillend, blutreinigend oder auch entzündungshemmend wirken. Basilikum ist für alle drei Konstitutionstypen geeignet, Pita-Typen wird allerdings empfohlen, nur frisches Kraut zu verwenden.

Basilikum für die Gesundheit

Basilikumtee

Zur Förderung der Verdauung, bei Völlegefühl und Blähungen

Zubereitung und Anwendung:

- 1 bis 2 Teelöffel (2 bis 4 Gramm) Basilikum mit einem halben Liter kochendem Wasser übergießen, nach 10 Minuten abseihen.
- Bei Bedarf eine Tasse ungesüßten Tee trinken.
- Bei chronischen Blähungen hilft eine Kur mit Basilikumtee: 2mal täglich nach den Mahlzeiten 1 Tasse trinken, nach 1 Woche eine 14tägige Pause einlegen, dann wieder eine Kur von 1 Woche durchführen.

Eine Kur hilft bei langfristigen Beschwerden

Gewürzwein

Bei Appetitlosigkeit

Zubereitung und Anwendung:

- Eine Handvoll frischer Basilikumblätter mit 1 Liter Rotwein ansetzen, in eine Flasche füllen, nach Geschmack mit einigen Eßlöffeln Honig süßen. 10 Tage verschlossen ziehen lassen. Der Gewürzwein hält sich gut verkorkt wie ein normaler Wein.
- Vor dem Essen ein Likörglas davon trinken.

Dill

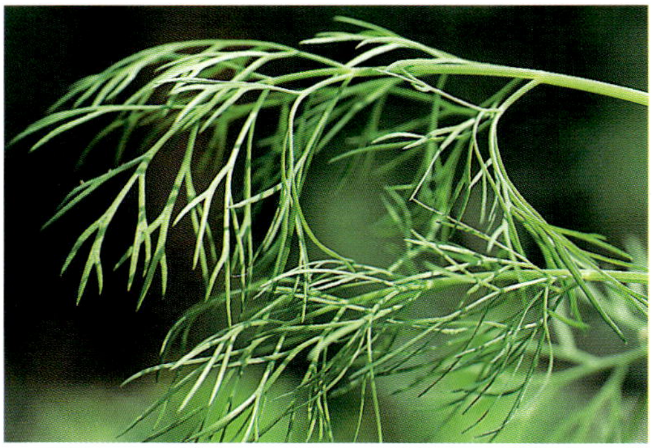

Der Dill ist ein Verwandter des Fenchel.

Steckbrief

Der typisch süßliche, stark würzige und leicht scharfe Geschmack des Dill *(Anethum graveolens)* erinnert ein wenig an Fenchel, sein Geruch ist erfrischend-würzig. Verwendbar als Gewürz sind die Blattspitzen, das ganze Kraut oder die getrockneten Früchte. Da letztere am meisten ätherisches Öl enthalten, verwendet man sie bevorzugt für therapeutische Anwendungen.

Dill in der Küche

Verwenden Sie die feinen Blattspitzen des frischen Dill

In Nordeuropa ist dieses vielseitige Gewürz besonders beliebt. Dillspitzen, das sind die feinen Blattenden der jungen Pflanze, sind im Gurkensalat unentbehrlich. Sie passen auch gut zu Tomaten-, Kartoffel- und Kopfsalat. Viele Fischgerichte werden mit Dill verfeinert. Noch schmackhafter als Dillspitzen sind Dillfrüchte, die Suppen und Gemüsegerichte mit Hülsenfrüchten und Kohl sowie Schmortöpfe mit Lamm und Rind würzen.

▶ Dill erst kurz vor dem Servieren über die Speisen streuen, weil er beim Erhitzen seinen Geschmack verliert.

Nicht stark erhitzen!

Geschichte

Bereits vor 5000 Jahren wurde in Vorderasien Dill als Gewürz genutzt. Aus dieser Zeit gibt es Funde aus Pfahlbauten im Gebiet der heutigen Schweiz, die belegen, daß er auch in unseren Breiten schon bekannt war. Ab dem frühen Mittelalter dürfte Dill in Europa nicht bloß als Gewürz, sondern auch als Heilkraut kultiviert worden sein.

So wirkt Dill

- appetitanregend, verdauungsfördernd, blähungslindernd
- leicht harntreibend
- leicht bakterienhemmend

Dill im Ayurveda

Im Verständnis des Ayurveda wirkt Dill erhitzend und stimulierend. Er wird als Heilmittel gegen Schmerzen, Husten, Blähungen und Übelkeit, aber auch gegen Fieber und Entzündungen eingesetzt. Als Gewürz ist er für alle drei Konstitutionstypen geeignet (Seite 15).

Dill für die Gesundheit

Dilltee

Zur Förderung der Verdauung, bei Völlegefühl und Blähungen

Zubereitung und Anwendung:

Den Dill können Sie im Mörser zerstoßen

- 1 Teelöffel (2 bis 3 Gramm) zerkleinerte Dillfrüchte mit 1 Tasse (150 ml) kochendem Wasser übergießen, nach 5 Minuten abseihen.
- 3mal täglich eine Tasse Dilltee trinken.

Beruhigungstee mit Dill

Bei Schlaflosigkeit

Dill wird häufig in Teemischungen verwendet, so auch in diesem schlaffördernden Kräutertee. Außerdem ist er Bestandteil vieler Verdauungstees.

Zubereitung und Anwendung:

Eine wirksame Kräutermischung

- Je 5 Gramm Dillfrüchte, zerkleinerte Anisfrüchte, Melissenblätter, Holunder- und Kamillenblüten mischen. 1 Eßlöffel der Kräutermischung mit einem halben Liter kochendem Wasser übergießen, 15 Minuten ziehen lassen und abseihen. In einer Thermoskanne warmhalten.

Rechtzeitig vor dem Schlafengehen trinken

- Zwei Stunden vor dem Schlafengehen 1 Tasse trinken, eine Stunde später noch eine.
- Sie können sich in der Apotheke oder einem Kräuterspezialhaus die Zutaten auch gleich mischen lassen.

Gewürzmischung

Bei Mundgeruch

- Gegen schlechten Atem hilft es, ein paar Körner aus einer Mischung von Anis-, Fenchel- und Dillfrüchten zu zerbeißen, die man anschließend schlucken kann.

Ursachen abklären

Schlechter Atem muß nicht unbedingt auf mangelnde Zahnpflege zurückgehen. Störungen des Magen-Darm-Traktes, aber auch andere organische Erkrankungen können Mundgeruch hervorrufen. Wer häufig unter schlechtem Atem leidet, sollte von einem Arzt oder einer Ärztin abklären lassen, ob eine entsprechende Krankheit dahintersteckt.

Estragon

Steckbrief

Estragon *(Artemisia dracunculus)* hat einen angenehmen, schwach aromatischen Geruch und einen bittersüßen, leicht pfeffrigen Geschmack, der ein wenig an Anis erinnert.

So erntet man Estragon

▶ Als frisches Gewürz verwendet man nur die jungen, 20 bis 30 cm langen Blattriebe; soll Estragon allerdings getrocknet werden, erntet man die Blätter der Gewürzpflanze kurz vor der Blüte (Seite 22).

Estragon in der Küche

Estragon ist ein echtes Feinschmeckergewürz. Beliebt ist er in der französischen Küche im Kräuterbouquet und als Zutat für Soßen, Senf und Essig. Estragon paßt gut zu Blattsalaten, Kartoffel- und Käsesalat, geschmorten Tomaten, Champignons, Erbsen und Zucchini. Außerdem wird er gerne für Kräuterbutter, Krabben, Lachsforelle, Thunfisch, Fischragout, Kalb, Lamm, Kaninchen und geschmortes Hühnchen verwendet.

Lieber sparsam würzen

▶ Würzen Sie besser sparsam mit Estragon, weil sonst sein kräftiges Aroma zu sehr vorschmeckt.

Geschichte

Der lateinische Name (*dracunculus*, »kleiner Drache«) beruht auf dem Aberglauben, daß jeder, der einen Estragonzweig bei sich trug, gegen Drachen und Schlangen geschützt war. In späteren Zeiten sah man im Estragon lediglich ein verdauungsanregendes Mittel, das sich zur Verfeinerung des Geschmacks gut im Gemüse mitkochen ließ.

So wirkt Estragon

Ein guter Helfer für die Verdauung

- appetitanregend, karminativ (gegen Blähungen), verdauungsfördernd, wassertreibend
- Estragon soll auch beim Einschlafen helfen und gilt in Form von Salben und Umschlägen als bewährtes Hausmittel gegen Gicht, Rheumathismus und Arthritis.

Estragon für die Gesundheit

Die drei folgenden Rezepte dienen zur besseren Verdauung und helfen bei Völlegefühl.

Estragontee

Zubereitung und Anwendung:

▶ 1 Teelöffel (2 Gramm) getrocknetes Estragonkraut oder

Der Tee sollte 15 Minuten ziehen

-blätter mit einem halben Liter kochendem Wasser übergießen. 15 Minuten zugedeckt ziehen lassen und abseihen.

- Nach Bedarf 1 Tasse davon warm oder kalt nach dem Essen trinken.
- In Teemischungen verträgt sich Estragon übrigens gut mit Fenchel, Pfefferminze oder Kamille.

Digestif

Zubereitung und Anwendung:

- 30 Gramm frische Estragonblätter, 1 Vanillestange und 300 Gramm Zucker in 1 Liter 40- bis 50prozentigen Alkohol geben; dazu eignet sich zum Beispiel ein klarer Schnaps wie Wodka. Die Flasche verkorken und 1 Monat ziehen lassen. Ab und zu schütteln und dann abseihen.
- Nach dem Essen ein kleines Gläschen davon trinken.

Estragonessig

Zubereitung und Anwendung:

So wird's gemacht

- Einige ausgesuchte Zweigspitzen in eine Glasflasche stecken und je einen halben Teelöffel Basilikum, Dill und Thymian, frisch oder getrocknet, auf Wunsch auch 1 Knoblauchzehe, 2 bis 3 Schalottenzwiebeln, einige Lorbeerblätter, 1 Teelöffel Wacholderbeeren und einige Pfefferkörner dazugeben. Mit 1 Liter gutem Apfel- oder Weinessig aufgießen und die Flasche 10 Tage stehen lassen (Grundrezept Seite 26). Die Gewürze können in der Flasche bleiben, sollten aber immer mit Essig bedeckt sein.
- Morgens als »Essigtherapie« 1 Eßlöffel davon in 1 Glas warmes Wasser geben und in kleinen Schlucken trinken.
- Sie können auch Salate mit Estragonessig würzen.

Estragonessig für eine Essigtherapie oder zum Würzen.

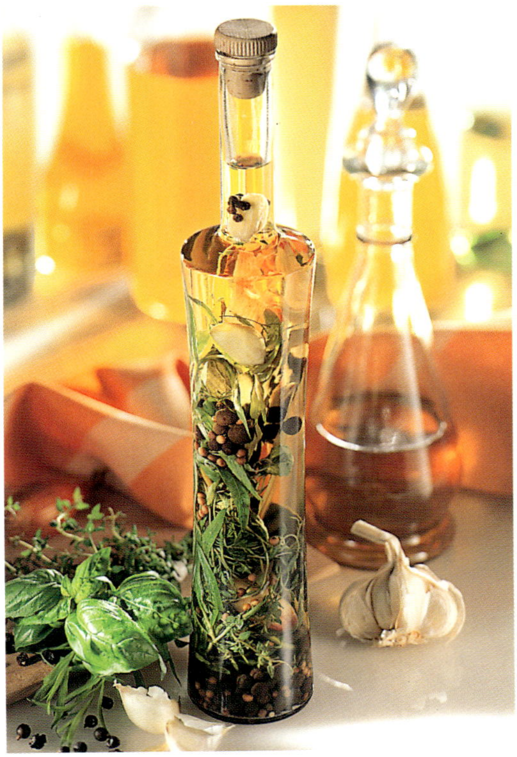

Fenchel

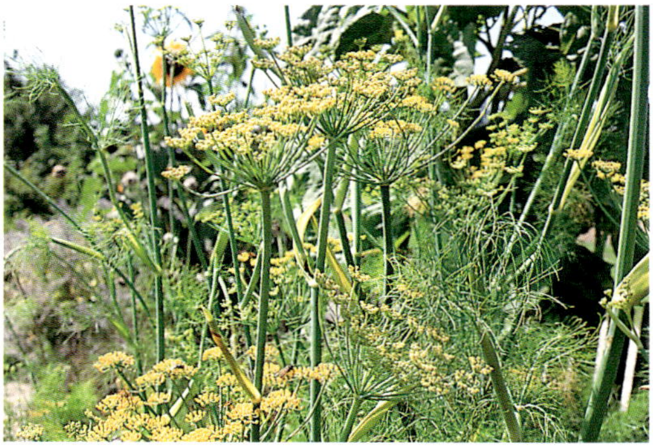

Fenchel wächst in hohen Stauden.

Steckbrief

Fenchel *(Foenioculum vulgare)* schmeckt und duftet ähnlich aromatisch-würzig wie Anis. Man verwendet die reifen kleinen Früchte. Das Gemüse stammt von einer anderen Fenchelsorte als das Gewürz.

Fenchel in der Küche

Macht blähende Speisen bekömmlicher

Fenchel schmeckt sehr gut zu Fisch-, Kohl-, Kartoffel- und Lauchsuppen, Sauerkraut und Bratkartoffeln sowie zu Schweinebraten und Blutwurst. Auch Brot, Gebäck und Saucen verfeinert man häufig mit dem Gewürz. Blähende Speisen wie Kohl oder Hülsenfrüchte werden durch die Zugabe von Fenchel verträglicher.

▶ Anstelle von Fenchel können Sie schwerverdauliche Speisen auch mit Kümmel (Seite 58) würzen, der eine noch bessere Wirkung gegen Blähungen zeigt.

Geschichte

Im antiken Griechenland galt der Fenchel nicht nur als Symbol für Erfolg, sondern war auch aus medizinischen Gründen beliebt. Hippokrates, der Begründer der modernen Heilkunde, empfahl Ammen, viel Fenchel zu verwenden, um ihre Milchproduktion anzuregen. Diese Wirkung wird der Pflanze auch in der europäischen Volksmedizin zugeschrieben.

Eine überlieferte Wirkung

Fenchel bei Hildegard

Nach Hildegard von Bingen soll Fenchel unter anderem den Stoffwechsel und den Kreislauf anregen, Schweiß- und Mundgeruch verhindern, heilsam bei Melancholie, Schnupfen, Husten und Schlaflosigkeit sein.

So wirkt Fenchel

- verdauungsfördernd, magenberuhigend, lindert Blähungen und Regelschmerzen
- auswurffördernd, schleim- und krampflösend, entzündungshemmend
- beruhigend und schlaffördernd

Fördert den Schlaf

Fenchel im Ayurveda

Soll die Konzentrationsfähigkeit steigern

Im Verständnis des Ayurveda steigert Fenchel, der für alle drei Typen geeignet ist (Seite 15), die geistige Leistungsfähigkeit und hilft bei Konzentrationsschwäche. Daneben soll er eine anregende Wirkung auf das Herz haben. Als Heilmittel wird er unter anderem gegen Verdauungsprobleme, zur Fiebersenkung und bei Hautkrankheiten eingesetzt.

Fenchel für die Gesundheit

Fencheltee

Bei Erkältungen, Magen-Darm- und Menstruationsbeschwerden

Zubereitung und Anwendung:

- 1 bis 2 Teelöffel (2 bis 4 Gramm) zerstoßene Fenchelfrüchte mit 1 Tasse kochendem Wasser aufgießen, zugedeckt stehen lassen und nach 5 Minuten abseihen.
- Bei Husten und Erkältung den Tee mit etwas Honig süßen und mehrmals täglich 1 Tasse trinken, bis die Beschwerden abgeklungen sind.
- Bei Magen-Darm-Problemen und Blähungen nach Bedarf mehrmals täglich 1 Tasse ungesüßt trinken.

Sehr hilfreich bei Blähungen

- Bei akuten Menstruationsbeschwerden mehrere Tassen täglich trinken.
- Löffelweise eingenommen soll Fencheltee bei Schluckauf helfen.

Extra für Kinder

Bei Schlafstörungen, Husten, Blähungen

- Für Säuglinge und Kleinkinder wird der Tee schwächer zubereitet: ein halber Teelöffel Fenchel wird mit 125 ml Wasser aufgegossen.

Der etwas schwächere Tee ist für Kinder ideal

Hustensirup

Bei Husten, Bronchitis

Zubereitung und Anwendung:

- 50 bis 60 Gramm zerstoßenen Fenchel mit 1 Liter Wasser aufkochen, kurz ziehen lassen und anschließend durch ein feines Sieb oder Tuch filtern. Die Flüssigkeit auf etwa 45 Grad abkühlen lassen und dann in 1 kg Honig auflösen. In eine dunkle Flasche abfüllen.
- 3 bis 4mal täglich 1 Teelöffel einnehmen, bis die Beschwerden abgeklungen sind.
- Der Sirup ist auch sehr gut für Kinder geeignet. Kleinkindern reichen Sie 3 bis 4mal täglich einen halben Teelöffel.

Einfach zuzubereiten

Gewürznelken

Steckbrief

Die Blütenknospen eines tropischen Baumes

Gewürznelken sind die noch nicht erblühten Knospen des tropischen Nelkenbaumes *(Syzygium aromaticum)*. Diese werden in noch geschlossenem Zustand von Hand gepflückt und dann sofort an der Sonne getrocknet. Das Nelkenöl gewinnt man aus den Blüten, Blättern und der Baumrinde. Nelken riechen stark süßlich und schmecken bitter-brennend.

Gewürznelken in der Küche

In Weihnachtsgebäck und anderen Süßwaren, Glühwein, Punsch und Bowlen sind Nelken unentbehrlich. Ganz oder gemahlen aromatisieren sie Braten- und Pilzsaucen, Brühen, Rotkohl, Sauerkraut oder Gemüseeintöpfe und eingelegtes Gemüse. Fisch-, Geflügel- oder Wildgerichte vertragen ein wenig Nelkengeschmack ebenso gut wie Eierspeisen.

Vorsichtig mit Nelken würzen

▶ Weil ihr intensives Aroma leicht vorschmecken kann, sollten sie sparsam eingesetzt werden: 1 Gewürznelke pro Person kann schon ausreichen.

▶ Einen feinen Geschmack erzielt man, wenn man beim Würzen Nelken mit Kümmel, Basilikum, Kardamom, Paprika oder Ingwer kombiniert.

▶ Weil sich das ätherische Öl recht schnell verflüchtigt, sollten Nelken möglichst ganz gekauft und erst kurz vor Gebrauch gemahlen werden.

Ein Gourmet-Tip: in eine Zwiebel stecken

▶ Ein kleiner Küchentrick: Wenn Sie die ganzen Nelken beim Kochen in eine ganze Zwiebel stecken, lassen sie sich vor dem Servieren leicht aus dem Gericht wieder entfernen.

Geschichte

In Ägypten, China und Indien waren Gewürznelken als Zahn- und Mundpflegemittel schon lange vor unserer Zeitrechnung populär. Zur Zeit des römischen Reichs gelangte das Gewürz nach Europa und wurde im Mittelalter vor allem als desinfizierendes Mittel geschätzt.

Sie sollten vor der Pest schützen

Während der großen Pestepidemien versuchten Ärzte, sich vor einer Ansteckung zu schützen, indem sie Nelken kauten oder sie um den Hals trugen.

So wirken Gewürznelken

- desinfizierend
- schmerzstillend
- verdauungsfördernd, magenschonend, appetitanregend

Gewürznelken für die Gesundheit

Natürliche Mund- und Zahnpflege

Gewürznelken sind nicht nur ein geschätztes Hausmittel bei Zahnschmerzen und Entzündungen im Mundraum, auch die moderne Zahnmedizin verwendet sie, unter anderem zusammen mit Zinkoxid für provisorische Füllungen. Mit Nelkenöl werden Produkte wie Zahncremes, Mundwasser und Desinfektionsmittel hergestellt.

Nelken kauen lindert Zahnschmerzen

- Akute Zahnschmerzen lassen sich bis zur Behandlung durch den Zahnarzt lindern, wenn man 1 bis 2 Gewürznelken einige Minuten lang vorsichtig kaut.

Nelkenteemischung

Bei Erkältungen

Zubereitung und Anwendung:

- Einige frische Pfefferminzblätter oder einen Pfefferminz-Fertigtee aufbrühen, je eine Messerspitze Ingwer- und Nelkenpulver dazugeben.
- Mehrmals am Tag 1 Tasse trinken, bis die Beschwerden abklingen.
- Nelken finden sich auch in vielen Teemischungen.

Nelken-Schwarzkümmelpulver

Bei Menstruationsbeschwerden, Kopf- und Zahnschmerzen

Zubereitung und Anwendung:

Die Gewürze fein mahlen

- Je 30 Gramm Nelken, Schwarzkümmelsamen (aus Naturkostläden oder der Apotheke) und Anis mahlen, gut mischen und in ein verschließbares Döschen füllen.
- Bei Schmerzzuständen vor den Mahlzeiten 1 Teelöffel des Pulvers einnehmen. Das Pulver einige Zeit im Mund behalten und einspeicheln, bis es gut geschluckt werden kann. Sie können das Pulver auch in schwarzen Tee oder heiße Milch einrühren.

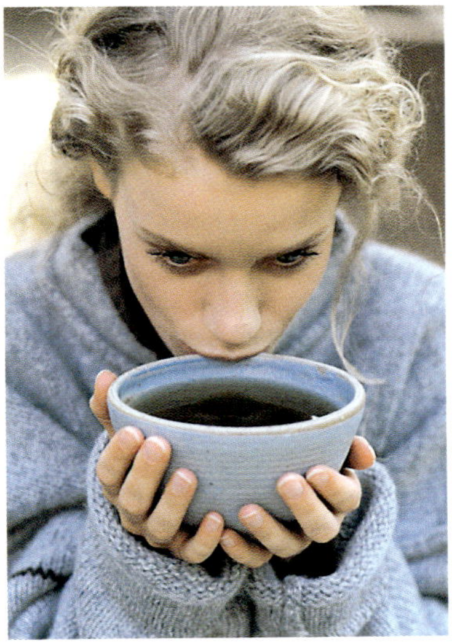

Der Tee mit Gewürznelken hilft bei Erkältungen.

Ingwer

Steckbrief

Der Wurzelstock des Ingwers (*Zingiber officinale*) riecht würzig und aromatisch, er schmeckt brennend scharf und leicht süßlich. Vor Verwendung wird die Ingwerwurzel geschält.

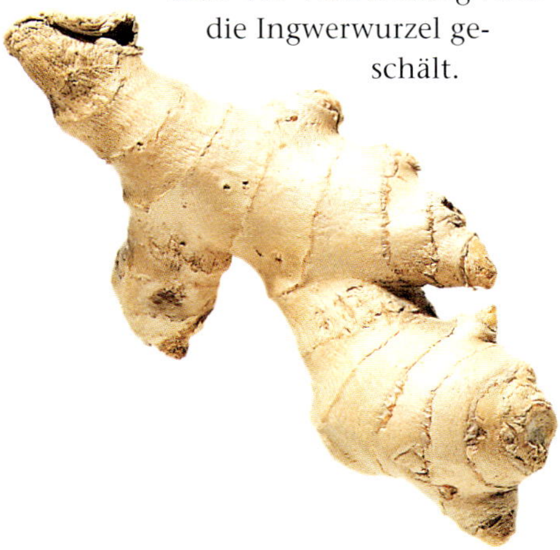

Ingwer in der Küche

Ingwer wird in der Küche traditionell zum Backen, für Desserts und für den an kalten Wintertagen beliebten Ingwer-Glühwein verwendet. Frischer, geriebener Ingwer eignet sich auch zur Verfeinerung von Fisch oder Schalentieren sowie von Geflügel und Fleisch mit starkem Eigengeschmack. Er ist Bestandteil vieler Gewürzmischungen, zum Beispiel von Curries oder Ketchup. Kandierter Ingwer ist ein beliebtes Konfekt.

Geschichte

In Indien und China schätzt man Ingwer seit Jahrtausenden als Gewürz und Mittel gegen Verdauungsbeschwerden. Im arabischen Raum wurde seine angeblich sexuell stimulierende Wirkung gepriesen. Der Ingwer gelangte im Mittelalter nach Europa und zählte bald, so wie Pfeffer und Salz, zu den gängigen Tischgewürzen. Er galt nicht nur als appetitanregend, sondern auch als Mittel gegen Verdauungsprobleme.

In vielen Kulturen als Heilgewürz geschätzt

So wirkt Ingwer

- gegen Übelkeit und Erbrechen
- regt die Produktion und Absonderung von Speichel und Magensaft an
- blähungshemmend, zusammenziehend, krampf- und schleimlösend
- Außerdem gibt es Hinweise auf die günstige Wirkung von Ingwer in der Schmerzbehandlung.

Die schmerzstillende Wirkung...

Ingwer im Ayurveda

Ingwer soll die Hitzeenergie Agni anregen, Blähungen ebenso beseitigen wie Vata- oder Kaphastörungen der Verdauung (Seite 15). Pittatypen sollten deshalb auf getrockneten Ingwer verzichten.

... wird auch im Ayurveda genutzt

In der modernen ayurvedischen Medizin dient das Heilgewürz zur Behandlung von neurologischen Beschwerden, Migräne, Entzündungen und rheumatischen Erkrankungen.

Ingwer für die Gesundheit

Ingwermilch

Bei Erkältungen

Zubereitung und Anwendung:

- 1 Tasse Milch mit 1 kleinen Teelöffel Ingwerpaste (erhältlich in Reform- und Naturkostläden) oder Ingwerpulver kurz aufkochen und mit etwas Honig süßen.
- Mehrmals täglich in kleinen Schlucken heiß trinken, bis die Beschwerden abgeklungen sind.

Ingwer-Badezusatz

Bei rheumatischen Beschwerden

Zubereitung und Anwendung:

Ein Sud als Badezusatz

- 1 Teelöffel Ingwerpulver (3 Gramm) pro Tasse Wasser aufkochen, abseihen und 1 bis eineinhalb Tassen dieses Suds ins Badewasser gießen.
- Bei etwa 36 Grad ungefähr 15 Minuten lang baden (Grundrezept Seite 34).

Ingwer in Teemischungen

Ingwertee kann bei Magen- und Darmbeschwerden und Menstruationsschmerzen helfen.

Ingwer gibt es häufig in Teemischungen

Reiner Ingwertee wird jedoch nur selten verwendet. In Teegeschäften, Naturkostläden und Reformhäusern wird eine Reihe wohlschmeckender ayurvedischer Teemischungen angeboten, in denen auch Ingwer enthalten ist.

Ein Mittel gegen Reisekrankheit

Kein anderes Gewürz besitzt eine so ausgeprägte Wirksamkeit gegen Übelkeit wie Ingwer. Bei Auto-, Bus- und Seereisen können Sie sich vor der »Reisekrankheit«, die oft von Übelkeit, Erbrechen, Schwindel oder Schweißausbrüchen begleitet ist, wirksam schützen, wenn Sie ein Ingwerpräparat einnehmen. Sie können auch Ingwerstäbchen oder Ingwerbonbons essen. In der Apotheke werden verschiedene Produkte wie Ingwertinktur oder Ingwer-Fertigtee angeboten. Diese natürlichen Mittel machen übrigens nicht müde wie manche chemisch-synthetischen Präparate. Lassen Sie sich von Ihrem Arzt/Ihrer Ärztin oder in der Apotheke beraten.

Kardamom

Steckbrief

Die Samen aus der Fruchtkapsel verwendet man als Gewürz

Dieses etwas teure Gewürz stammt von den Samen der Kardamompflanze *(Elettaria cardamomum)*, die in der Fruchtkapsel liegen. Kardamom schmeckt typisch süßlich, stark würzig und leicht brennend. Man verbindet sein Aroma mit dem Duft exotischer Blüten.

Kardamom in der Küche

Für süße und herzhafte Speisen

In Mitteleuropa wird Kardamom für Weihnachtsgebäck, Süßspeisen, Kompott und Fruchtsalat, für die Zubereitung von Likören und Punsch sowie in Curry und anderen Gewürzmischungen verwendet. Auch Suppen, Soßen, Fleisch, Wurstwaren, Fisch und Geflügelgerichte können durch eine leichte Kardamom-Würzung an Geschmack gewinnen.

TIP!
Sie können Ihrem Kaffee eine exotische Geschmacksnuance verleihen, wenn Sie den gemahlenen Bohnen eine Messerspitze Kardamompulver pro Tasse beigeben. So wird die Verdauung gefördert und der Kaffee verträglicher.

► Ganze Kardamomkapseln gibt es in Gewürzläden, oft auch in Apotheken zu kaufen. Sie sollten die Samen erst kurz vor Gebrauch aus den Kapseln nehmen und mahlen.

Geschichte

In Indien als »Paradieskorn« gepriesen

Kardamom wird in Indien als »Paradieskorn« und »Königin der Gewürze« bezeichnet, denn seit jeher gilt er dort als besonders wertvolles Gewürz und natürliches Heilmittel. Im antiken Rom und Griechenland setzte man Kardamom gegen Magen- und Herzprobleme ein. Im Mittelalter schätzte man Kardamomkonfekt nach üppigen Mahlzeiten zur Verdauungsförderung. In arabischen Ländern wird dem Kardamom noch heute unter anderem eine sexuell anregende Wirkung zugeschrieben.

So wirkt Kardamom

- appetitanregend, verdauungsfördernd, blähungs- und krampflindernd
- leicht bakterien- und virenhemmend
- Das Kauen von Kardamomsamen kann den Atem erfrischen und bei Mundgeruch helfen.

Kardamom im Ayurveda

Wirkt gegen Schleimbildung

Im Verständnis des Ayurveda wirkt Kardamom der schleimbildenden Wirkung von Milch und Milchprodukten ebenso entgegen wie der aufputschenden Wirkung von Nikotin. Er soll die Hitzeenergie Agni entzünden, ohne das Pitta ansteigen zu lassen. Pitta-Typen sollten ihn dennoch nur in Maßen genießen (Seite 16). Traditionell wendet man ihn gegen Appetitlosigkeit, Blähungen und Koliken, Grippe, Fieber und Herzschwäche an. Er gilt zudem als allgemeines Stärkungsmittel.

Kardamom für die Gesundheit

Die zwei folgenden Rezepturen lindern Blähungen, Völlegefühl, Verdauungsbeschwerden und Krämpfe im Magen-Darm-Trakt.

Teemischung

Mit Kümmel und Fenchel

Zubereitung und Anwendung:

- 2 Teile Kardamom, 2 Teile Kümmel und 1 Teil Fenchel mischen, davon 1 bis 2 Teelöffel in einem Mörser zerstoßen, mit 1 Tasse siedend heißem Wasser übergießen, 10 Minuten ziehen lassen und abseihen.
- 3- bis 4mal täglich 1 Tasse trinken.
- Kardamomsamen oder eine Messerspitze des Pulvers verfeinert auch schwarzen Tee. Im Handel gibt es eine Reihe von exotischen Teemischungen mit Kardamom.

Kardamommilch

Die Gewürzmilch mit Kardamom tut Magen und Darm gut.

Zubereitung und Anwendung:

- Die zerstoßenen Samen einer Kapsel mit etwas Honig in 1 Glas warme Milch rühren.
- Bei Beschwerden 1 Glas pro Tag trinken.

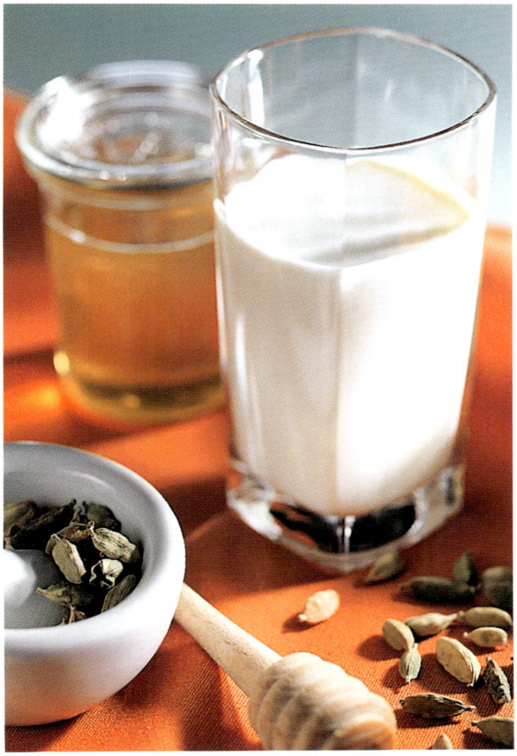

Knoblauch

Steckbrief

Knoblauch *(Allium sativum)* riecht unversehrt kaum, zerdrückt man die Zehen jedoch, entsteht der typische Geruch. Knoblauch schmeckt scharf und würzig, manchmal brennend.

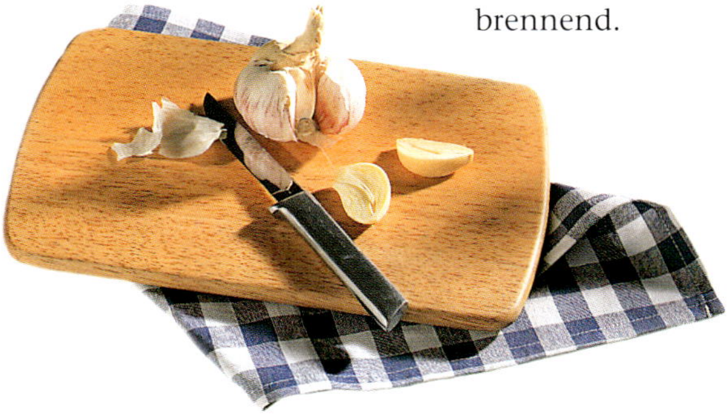

Eine starke Knolle

Knoblauch gilt heute in der Naturheilkunde als eine Art »pflanzliches Antibiotikum«. Überaus populär ist er als vorbeugendes Mittel gegen Herzinfarkt, Schlaganfall und viele Krankheiten wie Arteriosklerose oder erhöhten Cholesterinspiegel. Tatsächlich wirkt er einer Verkalkung der Blutgefäße entgegen, verbessert die Fließeigenschaften des Blutes und beeinflußt den Blutdruck positiv. Um diese Wirkungen zu erzielen, sollte man regelmäßig mindestens eine Zehe täglich oder Knoblauchpräparate aus der Apotheke einnehmen. (Bücher, die weiterhelfen, Seite 92)

Knoblauch in der Küche

In vielen Ländern beliebt

Seine Beliebtheit in der internationalen Küche verdankt der Knoblauch wohl seiner vielseitigen Verwendbarkeit. Er würzt Salate, Marinaden und Mayonnaise, Gemüse, Fleisch, Fisch oder Nudelgerichte. Fein gehackt mit Butter ist er ein köstlicher Brotaufstrich.

- Beim Braten Knoblauch vorsichtig und rasch garen, weil er sonst leicht verbrennt und dann bitter schmeckt.
- Knoblauchatem läßt sich mitunter mildern, wenn man frische Kräuter wie Pfefferminze oder Petersilie kaut, ein Glas Milch trinkt oder Chlorophyll-Dragees einnimmt.

Geschichte

Gerühmt als Heilmittel seit Tausenden von Jahren

Knoblauch gehört zu den ältesten Kulturpflanzen der Welt. Schon Völker des Altertums wie die Sumerer und Ägypter schätzten diesen gesunden Genuß. Athleten der antiken olympischen Spiele aßen ihn zur Kräftigung vor ihren Wettkämpfen. Durch die Jahrtausende hindurch bezeugen gelehrte Schriften, von Hippokrates bis zu Paracelsus, seine enorme Heilkraft. Noch heute wird er mit Festen gefeiert.

So wirkt Knoblauch

Vielfältige Heilkraft

- verdauungsfördernd
- entzündungshemmend
- abwehrstärkend
- keimtötend, antibiotisch
- beugt Arteriosklerose vor
- gegen Wurmbefall

Knoblauch im Ayurveda

Im Ayurveda setzt man Knoblauch gegen Herz-Kreislauf-Erkrankungen, Beschwerden der Atemwege, Grippe, Verdauungsstörungen, Leber- und Gallenleiden ein. Er soll die Sinne stärken und das Nervensystem stimulieren. Pitta-Typen sollten ihn sparsam verwenden (Seite 16).

Knoblauch für die Gesundheit

Knoblauchwein

Beide Rezepte beugen Arterienverkalkung vor

Zubereitung und Anwendung:

Stärkt auch Ihre Abwehrkräfte

▶ Die Zehen einer mittelgroßen Knolle pressen, in einen Topf geben, mit 1 Flasche Rot- oder Weißwein aufgießen und zum Sieden bringen. Nach dem Abkühlen in eine Flasche füllen und verkorken. 3 bis 4 Tage stehen lassen.

▶ Nach Belieben 2 bis 3 Likörgläser täglich trinken.

Knoblauch-Tropfen

Zubereitung und Anwendung:

Die Flüssigkeit filtern oder abseihen

▶ Die Zehen einer Knolle schälen, zerkleinern und in einem fest verschlossenen Glas in etwa 300 Gramm 90prozentigem Weingeist 10 Tage ziehen lassen, dann abseihen und in ein sauberes Fläschchen füllen.

▶ 3mal täglich 20 Tropfen über längere Zeit einnehmen.

Asant, eine interessante Alternative

Asant, das getrocknete Harz eines asiatischen Riesenfenchels, wird derzeit auch in Europa populär. Sein starker Geruch ähnelt dem von nicht mehr ganz frischem Knoblauch. Er paßt, vorsichtig dosiert, zu Hammel, Schaffleisch und Fleischeintöpfen.

Asant fördert die Fettverdauung und wird traditionell bei Blähungen und Bauchkrämpfen eingesetzt. Für einen Asanttee zerstoßen Sie ein kleines Stück Asant (aus der Apotheke oder dem Asienladen) zu gleichen Teilen mit Reismehl oder Milchpulver. Einen halben Teelöffel davon mit 1 Teelöffel Kräutertee in einen Teefilter geben, mit 1 Tasse kochendem Wasser aufbrühen, 8 bis 10 Minuten ziehen lassen. 3mal täglich trinken, bis die Beschwerden abklingen.

Koriander

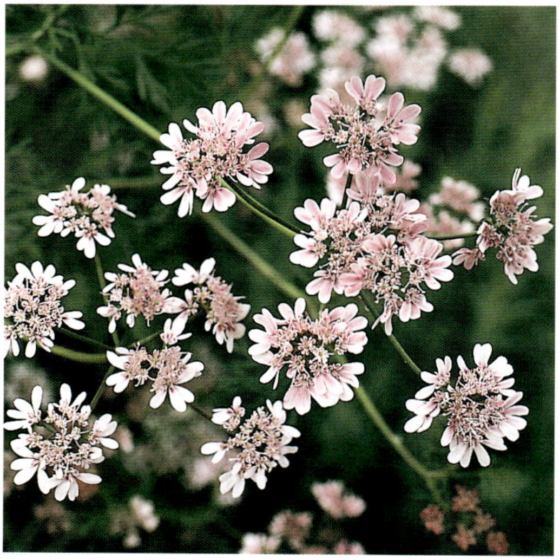

Aus den kleinen Blüten entwickeln sich die Früchte.

Steckbrief

Korianderfrüchte *(Coriandrum sativum)* haben ein zartes, zitrusartiges Aroma. Der Geruch des frischen Krauts hingegen ist gewöhnungsbedürftig; er wird oft als säuerlich-scharf, sogar als beißend oder »wanzenartig« beschrieben. Daher stammt wohl auch die volkstümliche Bezeichnung »Wanzendill«.

Koriander in der Küche

Korianderfrüchte sind nicht nur ein beliebtes Brotgewürz, auch Süßspeisen wie Kompott und Lebkuchen lassen sich damit verfeinern. Sie runden pikante Eintöpfe und Gemüse wie Möhren oder Rote Bete, Braten, Würste und Geflügel- oder Wildpasteten geschmacklich ab. Wie Kümmel machen sie schwer verdauliche und blähende Speisen bekömmlicher. Die Korianderfrüchte sind auch Bestandteil zahlreicher indischer Würzmischungen.

Das frische oder getrocknete Korianderkraut wird in der chinesischen, lateinamerikanischen (»Cilantro«), türkischen und der nordafrikanischen Küche verwendet. Sie können Salate, Saucen, Bohnen und Fleischgerichte geschmacklich anreichern.

Auch mit dem Kraut wird in vielen Ländern gewürzt

▶ Korianderkraut sollten Sie erst gegen Ende der Garzeit den Speisen beigeben, weil es sein Aroma beim Erhitzen verliert.

Geschichte

Koriander gehört zu den ältesten Gewürzpflanzen der Welt. Das Manna in der Wüste, heißt es etwa in der Bibel, sei »wie Korianderfrüchte« gewesen. Griechen und Römer brachten Koriander dann nach Mittel- und Nordeuropa, wo er zum Beispiel zur Fleischkonservierung verwendet wurde. Im Mittelalter wurde Koriander häufig »Liebessäften« beigemischt, weil er als sexuell anregend galt.

Im Mittelalter eine Zutat für »Liebessäfte«

So wirkt Koriander

Wohltuend bei Magen-Darm-Beschwerden

- appetitanregend, lindernd bei Verdauungsbeschwerden, Völlegefühl, Blähungen und leichten Bauchkrämpfen
- leicht bakterien- und pilzhemmend

Koriander im Ayurveda

Im Verständnis des Ayurveda wirkt Koriander stimulierend und soll deshalb gegen Konzentrationsschwächen helfen. Als Heilmittel wird er in der traditionellen Medizin Indiens unter anderem gegen Rheuma- und Gichtschmerzen, gegen Verdauungsstörungen, Koliken und Würmer, gegen Fieber, zur Wundheilung bei Geschwüren und gegen Entzündungen eingesetzt.

Koriander für die Gesundheit

Buttermilch mit Koriander

Bei Durchfall

Zubereitung und Anwendung:

▶ Einen halben Teelöffel (1 bis 1,5 Gramm) zerstoßene Korianderfrüchte in einen halben Liter Buttermilch mischen, bei Bedarf 1 bis 2 Gläser davon trinken.

Ein einfaches, aber hilfreiches Rezept

WICHTIG

Wie viele Gewürze hilft auch Koriander bei leichten Magen-Darm-Beschwerden. Starke Durchfälle, die auch mit Schwächegefühl einhergehen können, dauernder Wechsel zwischen Durchfall und Verstopfung, plötzliche Veränderung des Stuhlgangs, länger anhaltende Übelkeit oder starke Schmerz- und Druckempfindlichkeit der Bauchdecke sind jedoch womöglich Ursachen ernsterer Erkrankungen, die Sie unbedingt mit Ihrem Arzt/Ihrer Ärztin abklären sollten.

Diese Symptome dürfen Sie nicht unterschätzen

Koriandertee

Bei Appetitlosigkeit und Verdauungsbeschwerden

Zubereitung und Anwendung:

▶ Einen halben Teelöffel (1 bis 1,5 Gramm) Korianderfrüchte zerstoßen und mit 1 Tasse siedendem Wasser übergießen. 10 bis 15 Minuten ziehen lassen und abseihen.

▶ Zur Appetitanregung 2- bis 3mal täglich eine halbe Stunde vor den Mahlzeiten, bei Verdauungsbeschwerden nach den Mahlzeiten 1 Tasse trinken.

Kümmel

Steckbrief

Kümmel *(Carum carvi)* riecht herb-aromatisch und schmeckt würzig. Wie beim Fenchel auch stammt das Gewürz von den getrockneten Früchten. Aus ihnen wird auch das ätherische Öl *(Oleum carvi)* gewonnen, das in der Apotheke erhältlich ist.

Kümmel in der Küche

Ein Gewürz für deftige Gerichte

Kümmel wird für Brot und Gebäck verwendet, außerdem ist er ein populäres Gewürz für gekochte Kartoffeln, Weißkohl und Sauerkraut, aber auch für Schweine-, Enten- und Gänsebraten. Kümmel paßt gut zu Wurst und gekochtem Fisch.

▶ Wer den intensiven Geschmack nicht mag, der beim Zerbeißen eines Kümmelkorns entsteht, kann gemahlenen Kümmel verwenden. Auch wenn die getrockneten Früchte in einem kleinen Leinensäckchen mitgekocht werden, geben sie Speisen ein würziges Aroma.

Geschichte

Kümmel kannten schon unsere Vorfahren

Kümmel ist eines der ältesten in Europa gebräuchlichen Gewürze. Funde reichen bis ins dritte Jahrtausend vor Christus zurück. Auch in Asien kultivierte man Kümmel bereits in vorchristlicher Zeit. Wie auch anderen stark riechende Gewürzen schrieb ihm ein mittelalterlicher Aberglaube die Fähigkeit zu, Hexen und böse Zauber abwehren zu können. Damals kannte man Kümmel bereits als blähungslinderndes Mittel. So war es üblich, zum Abschluß üppiger Festgelage Kümmel in Zuckerwerk zu reichen.

So wirkt Kümmel

Hilft hervorragend bei Blähungen

- stark karminativ (gegen Blähungen), appetitanregend, verdauungsfördernd und lindernd bei Magen-Darm-Beschwerden
- entkrampfend
- bakterienhemmend
- In der Volksmedizin gilt er auch als menstruationsfördernd.

Ein anerkanntes Mittel

Heute gilt Kümmel als das beste blähungshemmende Gewürz, dessen wohltuende Wirkungen auf Magen und Darm auch medizinisch anerkannt sind. Kümmel wird nicht nur als Tee gegen Beschwerden des Verdauungstraktes verordnet, er ist auch in zahlreichen Fertigpräparaten enthalten.

Kümmel im Ayurveda

Im Verständnis des Ayurveda wirkt Kümmel anregend auf die Sehkraft und das Herz. Als Heilmittel wird er auch in der traditionellen Medizin Indiens gegen Magen-Darm-Beschwerden, Übelkeit sowie chronisches Fieber eingesetzt.

Kümmel für die Gesundheit

Kümmeltee

Bei Magen-Darm-Beschwerden

Zubereitung und Anwendung:

- 1 bis 2 Teelöffel (3 bis 5 Gramm) kurz vor Gebrauch zerstoßenen Kümmel mit 1 Tasse siedendem Wasser übergießen, bedeckt stehen lassen und nach etwa 10 bis 15 Minuten durch ein Teesieb seihen.
- Zwischen den Mahlzeiten 2 bis 4 Tassen pro Tag trinken.

Bei Bauchkrämpfen und Blähungen hilft ein Wickel mit Kümmelöl.

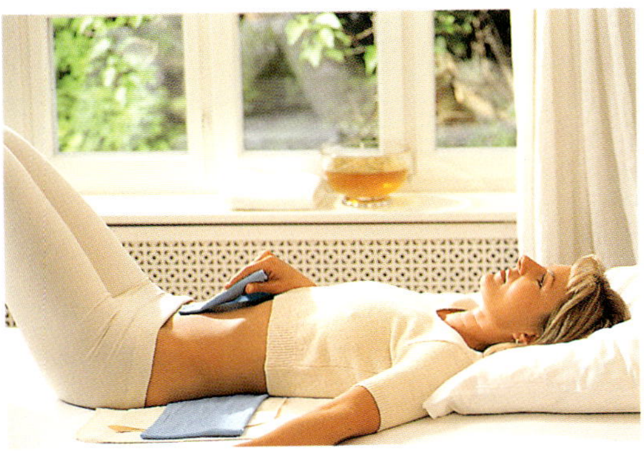

Kümmel zum Kauen

Bei Mundgeruch

- Bei Mundgeruch und Sodbrennen hilft es, einige Kümmelfrüchte zu zerkauen.

Hilfreich auch bei Sodbrennen

Bauchwickel mit Kümmelöl

Bei Blähungen

Vorbereitung und Anwendung

- Besorgen Sie sich aus der Apotheke 10prozentig in Olivenöl verdünntes Kümmelöl und eventuell größere Wickeltücher.
- Das Innentuch mit heißem Wasser tränken und gut auswringen.
- Die Anwendung erfolgt im Liegen. Streichen Sie 2 bis 3 Eßlöffel des verdünnten Kümmelöls sanft auf den Bauch, legen Sie dann das Innentuch an, nachdem Sie seine Temperatur geprüft haben. Zuletzt das Außentuch rund um den Leib wickeln. Sie können das verdünnte Kümmelöl auch ohne Wickel einfach einmassieren.
- Am besten 1 Stunde nach der Mahlzeit etwa 15 bis 30 Minuten anwenden.
- Wickel und sanfte Massagen eignen sich auch für Säuglinge, die unter Blähungen leiden.

Wenn Ihr Baby Blähungen hat

Kurkuma

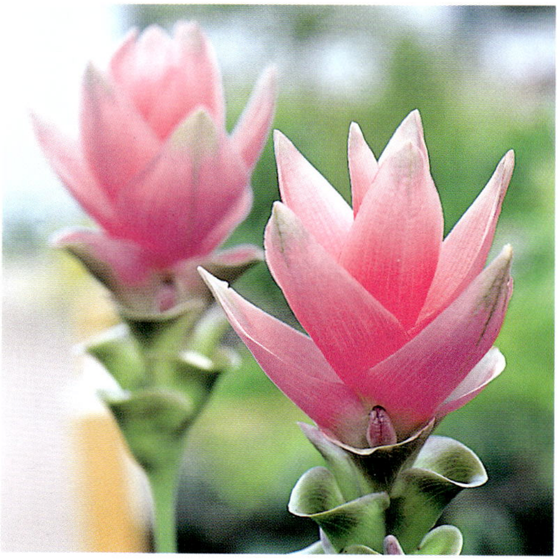

Die Kurkumapflanze wird bis zu einem Meter hoch.

Steckbrief

Kurkuma *(Curcuma longa)*, auch als Gelbwurzel bezeichnet, riecht leicht aromatisch-würzig, schmeckt jedoch brennend scharf und etwas bitter. Das Gewürz wird aus den Seitentrieben der knolligen Wurzelstöcke gewonnen, die nach dem Ausgraben gekocht, in der Sonne getrocknet und anschließend fein gemahlen werden. Gutes Gelbwurzelpulver hat eine gelbrote oder gelborange Farbe.

Kurkuma in der Küche

Als Einzelgewürz wird Kurkuma im deutschsprachigen Europa nur sehr selten verwendet. Am bekanntesten ist er hierzulande wohl als Zutat von Currymischungen und der berühmten Worcestersauce. In der asiatischen Küche bereichert er viele Fisch-, Fleisch- und Hühnergerichte. Kurkuma eignet sich gut zum Würzen von Fischsalaten und Eiergerichten, aber auch für scharfe Saucen, Senfsaucen, Dressings und Mayonnaisen.

Aus der asiatischen Küche

- Werden Hühnchen vor dem Grillen mit Kurkuma bestrichen, bekommen sie eine goldbraune Farbe. Auch Reis, der mit etwas Kurkuma zubereitet wird, kann so charakteristisch gefärbt werden.
- Wenn Sie Kurkuma allein verwenden, würzen Sie erst einmal probeweise mit einer kleinen Prise. Schnell kann sonst sein ungewohnter, brennend-bitterer Geschmack dominieren.

Geschichte

Kurkuma stammt ursprünglich aus Südostindien und wird schon seit langer Zeit als Kulturpflanze in Indien, dem südlichen China und anderen tropischen und subtropischen Gebieten angebaut. Arabische Händler brachten das Gewürz im Altertum nach Europa. In Asien nutzt man das Gewürz übrigens auch zum Färben.

Das Pulver ist auch ein Färbemittel

So wirkt Kurkuma

- lindernd bei Verdauungsstörungen wie Blähungen und Völlegefühl

Hemmt Entzündungen

- leicht entzündungs-, bakterien- und virenhemmend
- wundheilend
- husten- und erkältungslindernd
- leicht blutfettsenkend
- Wird traditionell auch bei Durchfall und Wurmbefall eingesetzt.
- Kurkuma kann die Entleerung der Gallenblase fördern und eine positive Wirkung auf die Galleproduktion in der Leber haben.

Kurkuma im Ayurveda

Findet breite Anwendung in der indischen Medizin

Im Verständnis des Ayurveda verbessert und stärkt Kurkuma den Stoffwechsel und die Verdauung, regt den Geruchssinn an und stimuliert die Funktion der Augen und Ohren. Als Heilmittel findet die Gelbwurzel in der traditionellen indischen Medizin eine recht breite Anwendung, unter anderem gegen Anämie, Husten und Bronchitis, Blähungen, Übelkeit und Verstopfung, Hämorrhoiden oder Gebärmutterentzündung. Kurkuma ist geeignet für alle drei Konstitutionstypen (Seite 16).

Kurkuma für die Gesundheit

Gewürzmilch mit Kurkuma

Bei Erkältungskrankheiten und Bronchitis

Zubereitung und Anwendung:

- Je eine Messerspitze Gelbwurzelpulver, Zimt und Kardamom in einer Tasse Milch aufkochen.
- 2- bis 3mal täglich heiß trinken, bis die Beschwerden abklingen.

Möglichst heiß trinken

Wundpaste

Bei kleinen Wunden

Zubereitung und Anwendung:

- Einen halben Teelöffel Gelbwurzelpulver mit einer halben zerdrückten Zwiebel oder etwas Zitronensaft vermischen, auf Verbandsmull aufstreichen und auf die Wunde legen.
- Zum Desinfizieren und Blutstillen können Sie etwas Kurkumapulver auch direkt auf die Wunde geben; anschließend die Stelle mit einem Pflaster abdecken.

■ Achtung: Bei größeren Verletzungen und schlecht heilenden Wunden sollten Sie immer einen Arzt aufsuchen.

Liebstöckel

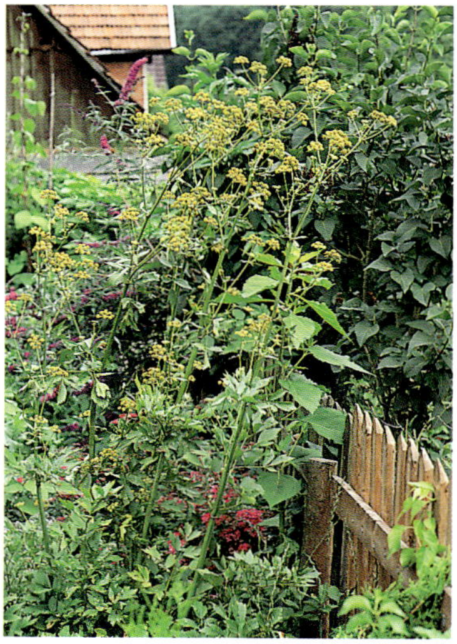

Liebstöckel ist ein beliebtes Gewürz aus dem Kräutergarten.

Steckbrief

Beim Pflücken der Blätter setzt Liebstöckel *(Levisticum officinale)* ein sehr kräftiges Aroma frei. Geruch und Geschmack erinnern unverwechselbar an die Suppenwürze Maggi, im Volksmund heißt er daher auch Maggikraut.

Liebstöckel in der Küche

Zum Würzen wird die ganze Pflanze verwendet, von der Wurzel über die Blätter bis zu den Früchten. Die frischen oder getrockneten Blätter passen gut zu Tomaten- und Paprikasalaten, zu Fisch-, Geflügel-, Fleisch- und Hackfleischgerichten und natürlich zu Suppen. Mit den Früchten können Sie zum Beispiel eingelegte Essiggurken und Pilze oder saures Gemüse würzen. Sie schmecken auch gut in Brot und Käsegebäck.

▶ Wegen ihres kräftigen Geschmacks sollten Sie Liebstöckelblätter eher sparsam verwenden: Eine Messerspitze des getrockneten, pulverisierten Gewürzes kann bereits ausreichen, um ein Gericht für vier Personen abzuschmecken.

Mit den Blättern sparsam würzen

Geschichte

Liebstöckel stammt vermutlich aus Persien und wird heute auch in Mittel- und Nordeuropa angebaut. Schon in der antiken römischen und griechischen Küche war das Gewürz nicht nur wegen seines Aromas beliebt. Die Frauen in Sparta sollen Liebstöckel angeblich auch als erotisch anregendes Mittel verwendet haben. Im Mittelalter breitete sich Liebstöckel in den Kloster- und Bauerngärten Europas rasch aus und wurde als Küchengewürz ebenso geschätzt wie als Arzneipflanze. Der Wurzel, trug man sie bei sich, traute man auch Zauberkräfte gegen böse Geister zu.

Man sagte der Wurzel Zauberkräfte nach

So wirkt Liebstöckel

- harntreibend, entwässernd
- blutreinigend
- schleim- und hustenlösend
- krampflösend, lindernd bei Menstruationsbeschwerden
- verdauungsfördernd, blähungslindernd

Fördert die Verdauung und lindert Krämpfe

Liebstöckel ist Bestandteil von verschiedenen verdauungsfördernden Fertigpräparaten.

Liebstöckel für die Gesundheit

Liebstöckeltee

Bei Blähungen, Katarrhen der Luftwege, unterstützt Entwässerungskuren und die Blasendurchspülung

Zubereitung und Anwendung:

▶ Pro Tasse 1 bis 2 Teelöffel (2 bis 4 Gramm) getrocknete, zerkleinerte Wurzel mit Wasser aufkochen, 10 Minuten ziehen lassen und abseihen.

Tee aus der Wurzel

▶ Vor den Mahlzeiten eine kleine Tasse davon trinken, bis die Beschwerden abklingen.

WICHTIG

Schwangeren ist der Liebstöckeltee nicht zu empfehlen. Außerdem darf er nicht bei akuten Nierenentzündungen getrunken werden.

Die »Entschlackung« unterstützen

Beim Abtransport sogenannter »Schlackenstoffe« aus dem Organismus können Arzneipflanzen helfen. Zu den Gewürzen, die traditionell als wassertreibende Mittel verwendet werden, gehören neben Liebstöckel auch Brunnenkresse, Petersilie und Wacholder.

Liebstöckel für die Entwässerung

Bei Entschlackungskuren müssen Sie nicht nur entwässernde Tees, sondern auch ausreichend Flüssigkeit zu sich nehmen – mindestens 2 Liter pro Tag! Am besten eignet sich stilles Mineralwasser und Früchtetee. Reichliches Trinken erleichtert den Nieren die Ausscheidungsarbeit und verhindert eine zu große Konzentration von bestimmten Mineralien, Giftstoffen und sonstigen Ablagerungen im Urin, die zu Nierensteinbildungen führen könnten.

Ihre Entwässerungskur können Sie durch regelmäßige Saunabesuche, Bäder und Schwimmen optimal unterstützen.

Lorbeer

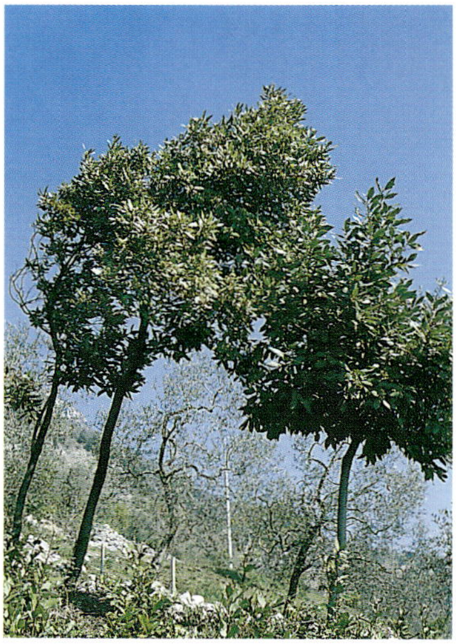

Lorbeerbäume prägen die Landschaft in Mittelmeerländern.

Steckbrief

Als Gewürz werden die Blätter des Lorbeerbaumes *(Laurus nobilis)* verwendet, die ein würzig-bitteres Aroma haben. Aus den frischen, schwarzen Früchten gewinnt man ein fettes Öl, das auch ätherisches Öl enthält und ausschließlich Heilzwecken dient (siehe Kasten).

Lorbeer in der Küche

Lorbeer ist ein ausgesprochen vielseitiges Gewürz. Die Blätter eignen sich als Suppenkraut, verfeinern Fischgerichte und Fleischsaucen und verleihen auch Wild, Gemüseeintöpfen und Kraut eine besondere Note.

- Am besten kommt das spezielle Lorbeeraroma zur Geltung, wenn zu Beginn des Kochens mehrere getrocknete Blätter dazugegeben werden, die man dann vor dem Servieren wieder aus dem Gericht nimmt. Ein bis zwei Blätter in einem Gericht für vier Personen werden meistens als ausreichend empfunden.
- Zum Kochen werden Lorbeerblätter in aller Regel nur getrocknet verwendet, weil frische Blätter häufig bitter schmecken. Beim Trocknen sollten sie nicht direkt von der Sonne bestrahlt werden, weil sie sonst ihr typisches Aroma einbüßen.

Die getrockneten Blätter können lange mitkochen

Geschichte

Als Heilpflanze hat der Lorbeer eine ebenso alte Tradition wie als Küchengewürz. In der Antike galt der Lorbeerkranz, das Symbol des griechischen Gottes Apollo, als Zeichen siegreicher Feldherrn und Sportler. Seine Blätter dienten als Heilmittel gegen Magen- und Nierenleiden.

In Rom und Athen war der Lorbeerkranz Zeichen der Sieger

Auch in mittelalterlichen Medizinbüchern wird Lorbeer als Mittel gegen Magen- und Darmkrankheiten und Nierenleiden erwähnt und zur Behandlung von Hautproblemen empfohlen. Das Wissen um die verdauungsfördernde Wirkung der Lorbeerblätter nutzte man im Mittelalter, indem man ausschweifende Festessen oft mit in Lorbeerblättern gebackenen Feigen begann.

So wirkt Lorbeer

- appetitanregend, magenberuhigend, lindert Blähungen und fördert die Verdauung
- schleim- und hustenlösend
- leicht bakterien- und pilzhemmend
- Lorbeeröl (äußerlich): keimhemmend, durchblutungsfördernd

Fördert die Durchblutung

Lorbeeröl für die äußerliche Anwendung

Das grüne, körnige Lorbeeröl (erhältlich in der Apotheke), das nur äußerlich verwendet wird, hat eher die Konsistenz einer Salbe. Aufgrund seiner keimhemmenden und durchblutungsfördernden Wirkung wird es vor allem gegen Hautausschläge, bei Schwellungen, Insektenstichen und als »erweichende« Salbe, die das »Aufgehen« von Geschwüren erleichtern soll, verwendet. Es hilft auch als Massageöl bei Muskelschmerzen, Zerrungen und Verstauchungen.

Lorbeeröl hat eine körnige Konsistenz

Lorbeer im Ayurveda

In der traditionellen indischen Medizin spielen Lorbeerblätter vor allem als Bestandteil von Curries eine Rolle, die meist auch Pfeffer, Kardamom, Nelken und Zimt enthalten. Solche Gewürzmischungen sollen die Verdauungshitze Agni unterstützen (Seite 18), Energie geben und die Speicheldrüse dazu anregen, mehr Verdauungssaft zu produzieren.

Lorbeer für die Gesundheit

Lorbeertee

Bei Bronchitis, Blähungen, Verdauungsbeschwerden

Zubereitung und Anwendung:
- 2 bis 3 getrocknete Blätter in 1 Liter Wasser aufkochen, 10 Minuten ziehen lassen und dann abgießen.
- Gegen Bronchitis mit Honig gesüßt täglich 2 bis 3 Tassen trinken.
- Bei Blähungen und zur Verdauungsförderung können Sie ungesüßt 1 Tasse nach den Mahlzeiten trinken.

Gesüßt bei Erkältungen, ungesüßt bei Magen-Darm-Beschwerden

Majoran

Steckbrief

Kraut und Blätter sind verwendbar

Majoran *(Majorana hortensis)* duftet stark aromatisch und schmeckt würzig und leicht bitter. Man verwendet das Kraut, also Stengel und Blätter.

Majoran in der Küche

Zum Würzen wird Majoran frisch oder getrocknet verwendet. Er paßt zu Fleischeintopf, Hackfleisch, Hammelfleisch, Gänsebraten, Wild, Pasteten, Hülsenfrüchten, Bratkartoffeln mit Speck, Leberknödel, Suppen, Soßen und Salaten. Derbe und üppige Gerichte macht er nicht nur schmackhafter, sondern auch leichter verdaulich. Weil diese Eigenschaft gerade bei der Zubereitung von fetten Würsten geschätzt wird, trägt Majoran im Volksmund auch den Namen »Wurstkraut«.

Das typische Gewürz für Leberwürste

▶ Dosieren Sie Majoran vorsichtig, weil er leicht andere Gewürze übertönen kann. Zusammen mit Rosmarin, Thymian und Basilikum ergibt er eine feine Gewürzmischung.

Ein beliebtes Kraut in der Volksmedizin

Vielseitige Anwendungen in der Naturheilkunde

In der europäischen Volksmedizin gilt Majoran als Mittel gegen Magen-, Darm- und Gallenbeschwerden, Asthma, Husten und Verschleimung. Er wird auch gegen Migräne, nervöse Kopfschmerzen und Schwindelgefühle eingesetzt. Außerdem verwendet man ihn als Zusatz für Einreibungen gegen rheumatische Beschwerden, Prellungen oder Katarrhe der Atemwege.
Majoran ist in zahlreichen pflanzlichen Präparaten gegen Verdauungsbeschwerden oder Erkältungskrankheiten enthalten.

Geschichte

Majoran galt im Altertum als die Pflanze der Göttin der Liebe, er wurde als sexuell anregendes Aphrodisiakum in den Wein gemischt. Seit der Antike dient er nicht nur als Gewürz, sondern auch als Heilpflanze.

So wirkt Majoran

- karminativ (gegen Blähungen)
- schleim- und hustenlösend
- bakterien- und virenhemmend
- entzündungshemmend

Majoran für die Gesundheit

Majorantee

Bei Verdauungsstörungen, Menstruationsbeschwerden, Entzündungen im Mundraum

Zubereitung und Anwendung:
- Ein halber bis 2 Teelöffel Majoran mit 1 Tasse kochendem Wasser aufgießen, nach 10 Minuten abseihen.
- Je 1 Tasse am Morgen und am Abend trinken.
- Bei Entzündungen im Mundraum mit der Lösung pinseln oder gurgeln.

Den Aufguß abkühlen lassen

Majoransalbe

Bei Schnupfen

Zubereitung und Anwendung:
- 20 Gramm Majoran mit 1 ml flüssigem Ammoniak (Apotheke) und 10 ml Weingeist übergießen. Einige Stunden zugedeckt stehen lassen. 100 Gramm Vaseline zugeben, das Ganze im Wasserbad 10 Minuten unter Rühren erhitzen. Wenn Weingeist und Ammoniak verflüchtigt sind, durch ein Mulltuch filtern, abkühlen lassen und in ein Töpfchen füllen. Kühl und dunkel aufbewahren, möglichst bald verbrauchen.
- Bei akuten Beschwerden die Salbe öfters am Tag im Nasenbereich auftragen.
- Die fertige Salbe erhalten Sie auch in der Apotheke.

Auch als »Majoranbutter« bekannt

Inhalation

Bei Erkältung und Husten

Zubereitung und Anwendung:
- In einem großen Topf etwa 1 Liter Wasser zum Kochen bringen und 1 bis 2 Eßlöffel Majoran oder ein Gemisch aus Majoran und Thymian zu gleichen Teilen hinzufügen. 10 Minuten ziehen lassen, dann abseihen (Seite 33).
- 2 bis 3mal täglich, am besten einmal vor dem Schlafengehen, anwenden.

Eine Inhalation mit Majoran befreit die Atemwege.

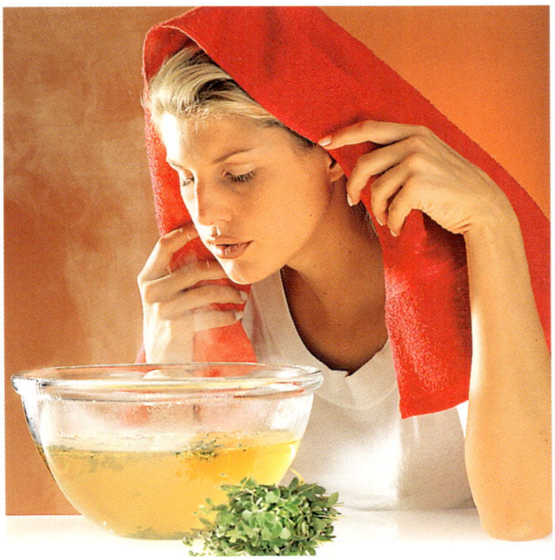

Muskatnuß

Steckbrief

Der Geruch ist unverwechselbar

Die Samenkerne des Muskatnußbaumes *(Myristica fragrans)* riechen anregend aromatisch, schmecken brennend-würzig und leicht bitter.

Muskat in der Küche

Muskatnuß verfeinert Spinat, Blumenkohl, Karotten, Kürbis, Rosenkohl, Schwarzwurzeln, Wirsing, Broccoli und Kartoffelbrei und schmeckt gut in Saucen und Aufläufen. Schweinefleisch, Hammel, Kalb und Hackfleisch gewinnen mit einer Prise Muskat, auch Würsten wird das Gewürz häufig zugesetzt. Es paßt auch zu Punsch und Gewürzgebäck.

Eine Prise Muskat ist oft ausreichend

▶ Wegen des intensiven Geschmacks vertragen die meisten Gerichte nur eine Prise Muskat. Weil das gemahlene Gewürz rasch an Geschmack verliert, reiben Sie die benötigte Menge am besten direkt vor Gebrauch von einer Nuß ab.

Geschichte

Im Indien ist Muskatnuß nicht nur eine wichtige Zutat von Curry, sondern wird auch als Aphrodisiakum verwendet. Im Mittelalter setzte man das hochgeschätzte Gewürz als Arznei zur Stärkung des Magens ein. Medizinbücher aus der Renaissance empfehlen Muskat unter anderem als Mittel gegen Gedächtnisschwund und Schwindelanfälle. Sehr beliebt war das Gewürz in europäischen und asiatischen Ländern wegen seiner stimmungsaufhellenden Wirkung (siehe Kasten). Hoch dosiert wurde die Muskatnuß früher mitunter auch als Abtreibungsmittel verwendet.

Früher wegen stimulierender Wirkung geschätzt

Eine nicht ganz harmlose Nuß

Hildegard von Bingen beschrieb die Muskatnuß als stimmungsaufhellend, die Sinne schärfend und sah sie als nützlich gegen »Gemütsleiden« an. Der Genuß von Törtchen mit Muskat, Zimt und Nelken dämpfe »die Bitterkeit des Herzens und der Sinne« und mache »den Geist fröhlich«. In Indien wird die Muskatnuß nicht umsonst als »betäubende Frucht« bezeichnet: Denn heute weiß man, daß das Gewürz tatsächlich eine euphorisierende Wirkung haben kann: Ab einer Menge von etwa fünf Gramm – eine Nuß wiegt etwa zwei Gramm – kann Muskat eine Art Rauschzustand auslösen, zu Bewußtseinsstörungen und Halluzinationen, Übelkeit, Herzrasen oder Schlaflosigkeit führen. Von einem übermäßigen Genuß ist daher dringend abzuraten.

So wirkt Muskatnuß

- appetitanregend
- blähungslindernd, verdauungsfördernd, hilfreich bei Durchfall und Übelkeit

Hilft bei Übelkeit

Muskatnuß im Ayurveda

Im Verständnis des Ayurveda erleichtert Muskat die Aufnahme der Nahrung und hat eine erhitzende energetische Wirkung, sollte jedoch nur sparsam verwendet werden. Muskat wird als Heilmittel etwa gegen Schlaflosigkeit, Krämpfe, Husten und Asthma, Appetitlosigkeit und Verdauungsprobleme, Fieber, Impotenz und frühzeitige Ejakulation eingesetzt. Muskat ist kein Gewürz für Pitta-Typen (Seite 16).

Muskat für die Gesundheit

Muskattee

Bei Magen-Darm-Problemen

Zubereitung und Anwendung:

Eine Prise in eine Tasse Kräutertee geben

- Einen Kräutertee nach Wahl kochen und 1 Teelöffel Honig sowie 1 kleine Messerspitze frisch geriebene Muskatnuß hinzufügen.
- Täglich 1 Tasse trinken, allerdings nicht länger als 2 Wochen. Nach 2 Wochen Pause kann erneut eine zweiwöchige Kur begonnen werden.

2-Wochen-Kur

Teepulver

Bei Übelkeit

Zubereitung und Anwendung:

- Aus 3 Zimtstangen, 8 bis 10 Kardamomkapseln und 1 Eßlöffel geriebener Muskatnuß ein Pulver herstellen und luftdicht aufbewahren.
- Erwachsene nehmen bei akuten Beschwerden 1 Tasse heißen Schwarztee oder beliebigen Kräutertee mit einem halben Teelöffel des Pulvers ein. Kindern sollte man nicht mehr als eine Messerspitze davon in ihren Tee geben.

Die benötigte Menge Muskat reiben Sie am besten direkt vor Gebrauch von der Nuß ab.

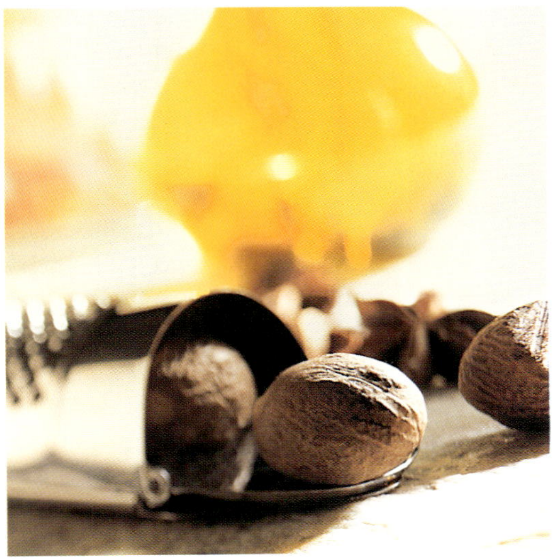

Oregano

Steckbrief

Oregano *(Origanum vulgare)*, auch als »wilder Majoran« oder »Dost« bezeichnet, kommt überall in Mitteleuropa vor. Er duftet fein aromatisch, schmeckt scharf würzig und leicht bitter. Es wird das ganze Kraut verwendet.

Das Kraut ist auch als »Dost« bekannt

Oregano in der Küche

Als Küchengewürz ist Oregano mit den Erfolgen der italienischen Küche auf der ganzen Welt bekannt geworden. Er verleiht Pizza und Pasta-Saucen die typische mediterrane Note. Er verträgt sich gut mit Thymian und Basilikum und eignet sich für Fleischeintöpfe, Gemüsegerichte aus Auberginen, Tomaten und Zucchini. Auch Fisch, Hülsenfrüchte und Salate können Sie mit ihm verfeinern.

▶ Damit er sein Aroma optimal entfalten kann, sollten Sie Oregano erst gegen Ende der Garzeit zugeben. Durch langes Mitkochen wird Oregano unangenehm bitter.

Oregano nur kurz mitkochen

Geschichte

Im Mittelalter gab es den Aberglauben, daß Oregano, in Büscheln aufgehängt, Hexen und Teufel vom Haus fernhalten könne. Schon damals wurde Oregano unter anderem wegen seines aromatischen Geruchs und wegen vermuteter keimhemmender Eigenschaften zum Aromatisieren von Wasser und Puder verwendet und gegen Leiden wie Zahn- und Kopfschmerzen, Husten oder Hals- und Mandelentzündungen angewendet.

Oregano bei Hildegard

Hildegard von Bingen sah Oregano in Form von Bädern als nützliches Mittel gegen Hautkrankheiten, die mit Juckreiz, Flecken- und Schuppenbildung einhergingen (siehe Rezept »Badezusatz«).

Als Badezusatz empfohlen

So wirkt Oregano

- appetitanregend
- lindernd bei Erkrankungen im Magen-Darm-Trakt
- bakterien- und virenhemmend
- wassertreibend
- leicht beruhigend
- hilfreich bei Atembeschwerden, Husten und Bronchitis sowie Entzündungen im Mundbereich
- äußerlich hautberuhigend und schmerzstillend

Oregano für die Gesundheit

Oreganotee

Bei Verdauungsstörungen, Katarrh der Atemwege und Husten

Zubereitung und Anwendung:

- 1 Teelöffel getrocknetes Kraut mit einem halben Liter siedendem Wasser aufgießen, nach 10 Minuten abseihen.
- Gegen Verdauungsstörungen während oder nach den Hauptmahlzeiten trinken.
- Als Hustentee mit Honig gesüßt heiß in kleinen Schlucken 3mal täglich trinken.

Kräuter-Gurgellösung

Bei Entzündungen im Mund- und Rachenraum

Zubereitung und Anwendung:

- Oregano, Salbei und Kamille zu gleichen Teilen vermischen, 1 gehäuften Eßlöffel der Mischung mit einem halben Liter kochendem Wasser übergießen, nach 10 Minuten abseihen und auskühlen lassen. In ein sauberes Fläschchen füllen, kühl lagern und innerhalb weniger Tage verbrauchen.
- Mehrmals am Tag mit der Lösung gurgeln oder den Mund ausspülen.

Einen Aufguß herstellen und auskühlen lassen

Oregano-Badezusatz

Bei Ermüdung, Muskel- und Rheumaschmerzen, Menstruationsbeschwerden und Erkältungen

Zubereitung und Anwendung:

- 100 Gramm Oreganokraut mit 1 Liter Wasser übergießen, zum Sieden bringen und nach 10 Minuten abseihen.
- Diese Flüssigkeit dem Vollbad (Seite 34) zusetzen und etwa eine Viertelstunde lang darin baden.

Das Kräuterbad mit Oregano lindert Gelenkschmerzen.

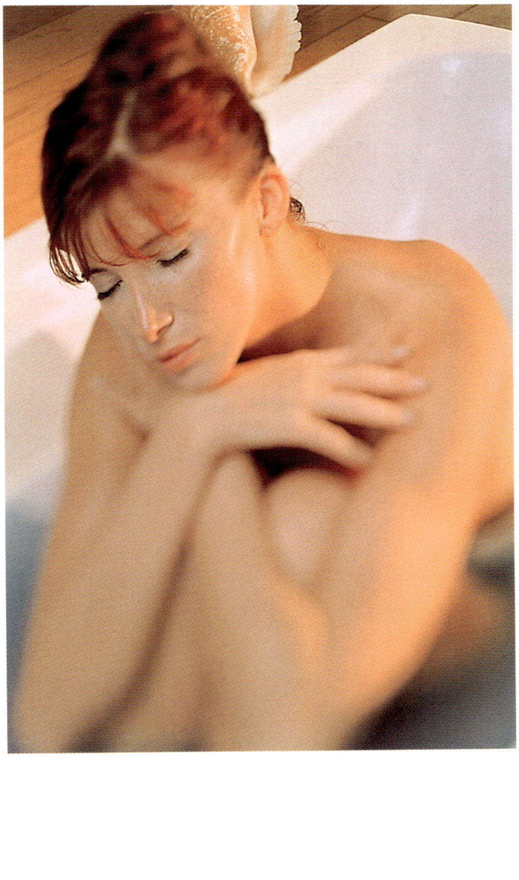

Paprika

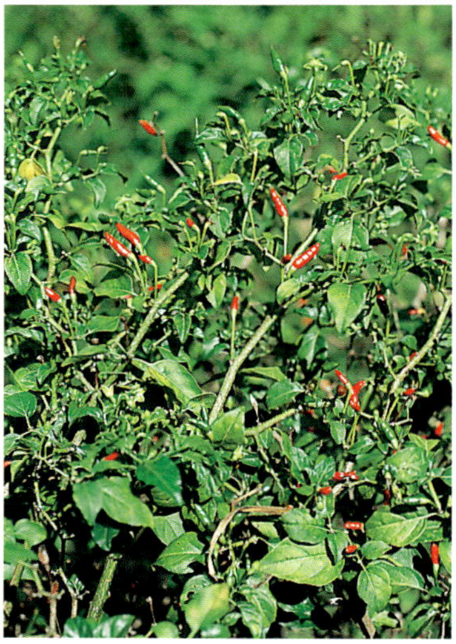

Gewürzpaprika gibt es in unterschiedlich scharfen Varianten.

Steckbrief

Gewürzpaprika *(Capsicum annuum)*, auch »Spanischer Pfeffer« oder »Indischer Pfeffer« genannt, und Cayennepfeffer oder Chili *(Capsicum frutescens)* haben unterschiedliche Geschmacksrichtungen von mild bis brennend-scharf. Man verwendet die frischen oder getrockneten Früchte.

Paprika in der Küche

So können Sie sich an die Schärfe gewöhnen

Pikanter Gewürzpaprika paßt frisch, getrocknet oder als Pulver gut zu Fleischeintöpfen und -saucen, zu Geflügel und Gemüseeintöpfen. Chili ist Basis von Gewürzsaucen wie Tabasco.

▶ Wer die Schärfe nicht gleich verträgt, kann versuchen, sich durch eine allmähliche Steigerung der Dosierung daran zu gewöhnen. Entfernt man vor dem Kochen die Trennwände und Samen aus den frischen Früchten, sind sie etwas milder.

Geschichte

Schon von den Mayas geschätzt

Paprika der Gattung Capsicum galt in vielen Kulturen als Würz- und Heilmittel. Die Azteken trugen die zerdrückten Früchte auf schmerzende Muskelpartien auf. Die Mayas aßen sie bei Bauchkrämpfen und Durchfall. Einige Paprikaarten hatten zeitweise den Charakter eines Allheilmittels.

So wirkt Gewürzpaprika

- durchblutungsfördernd
- kreislaufanregend
- schweißtreibend
- entzündungshemmend

WICHTIG

Pulver, frische Früchte und Fertigprodukte aus scharfem Paprika oder Chili dürfen nicht mit den Augen oder Schleimhäuten in Berührung kommen, da sie sehr brennen. Waschen Sie sich nach dem Umgang mit dem Gewürz gründlich die Hände.

Hemmt Entzündungen und lindert Schmerzen

- mild antibiotisch
- regt die Nasensekretion an
- antioxidativ
- schmerzlindernd
- verdauungsfördernd

■ Alte Vorurteile, daß scharfer Paprika Krebs verursachen soll, gelten inzwischen als widerlegt.

Gewürzpaprika im Ayurveda

Als Heilmittel dient Paprika im Ayurveda der Bekämpfung von Fieber, Schmerzen, Kreislaufschwäche, Husten und Halsschmerzen, Verdauungsproblemen, Altersbeschwerden und Übergewicht. Ayurveda-Ärzte setzen die pikanten Chilis auch gegen Hemmungen oder sexuelle Ängste ein. Geeignet ist er für Vata- und Kapha-Typen (Seite 16).

Paprika für die Gesundheit

Pulver und Tinkturen

Bei Erkrankungen der oberen Atemwege und Erkältungen

In Tees oder Brühen geben

▶ Tees, Brühen und Suppen je nach Geschmack eine Messerspitze und mehr Paprika- oder Chilipulver beimengen.

▶ Einige Tropfen einer Fertigtinktur aus der Apotheke in Wasser geben und trinken.

▶ Auch für Inhalationen sind Tinkturen geeignet. Beachten Sie die Hinweise auf der Packungsbeilage.

Vorsicht bei Unverträglichkeit!

▶ Bei Unverträglichkeit die Dosis reduzieren oder die Behandlung abbrechen.

Ein scharfer Wirkstoff

Heute weiß die Forschung, daß die scharfen Paprikasorten eine Reihe von akuten und chronischen schmerzhaften Beschwerden günstig beeinflussen können. Im Zentrum des wissenschaftlichen Interesses steht der Wirkstoff Capsaicin. Capsaicinhaltige Cremes, Pasten, Pflaster und Tinkturen, die Sie in der Apotheke als Fertigpräparate erhalten, werden äußerlich bei Schmerzen des Bewegungsapparates, Stumpf- und Phantomschmerzen, Neuralgien oder Nervenschädigungen infolge von Diabetes mellitus (»Zuckerkrankheit«) angewendet. Sie wirken durchblutend und bringen häufig eine deutliche Linderung.

Der Wirkstoff Capsaicin fördert die Durchblutung

Petersilie

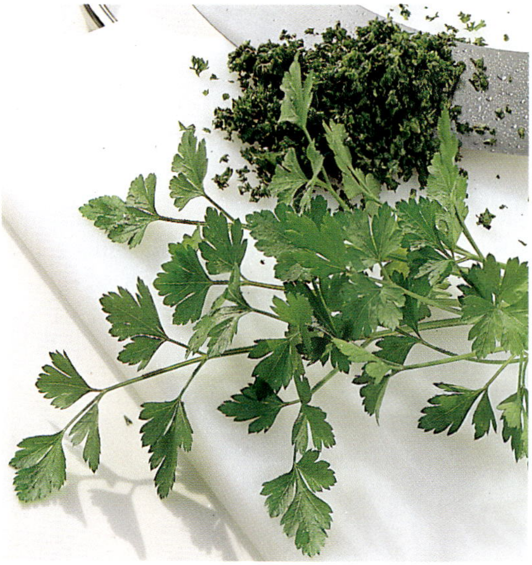

Petersilie, hier die glatte Sorte, enthält viel Vitamin C.

Steckbrief

Von der Petersilie *(Petroselinum crispum)* kann man sowohl die Wurzel als auch das Kraut verwenden. Es werden eine glatte und eine krause Sorte angeboten. Die Wurzeln samt ihren Blättern dürfen nicht welk oder schlaff sein. Frische Petersilie verbreitet einen sehr aromatischen Duft. Die glatte Sorte entwickelt ein volleres Aroma und hat einen weniger bitteren Geschmack als die krause. Die Wurzel schmeckt süßlich und etwas scharf. Von allen Gewürzkräutern enthält Petersilie am meisten Vitamin C, im frischen Blatt sogar mehr als Zitrone.

Petersilie in der Küche

Fein gehackte Petersilie wird als Teil von Kräutermischungen und Kräutersaucen, für Salate und Suppen verwendet. Ganze Zweige schmecken gut zu gegrilltem oder im Ofen gebratenem Fleisch, in Öl ausgebacken passen sie zu Kurzgebratenem.

Fein in Suppen und Kräutersaucen

Geschichte

Petersilie galt in der Antike als Wunder- und Heilkraut. Im antiken Griechenland wurde sie als heilige Pflanze betrachtet und bei Gastmählern in der Form von Petersilienkränzen getragen. Die Römer glaubten, daß sie vor Vergiftungen schütze. Im Mittelalter gewann Petersilie dann als Heilpflanze stark an Bedeutung. In der damaligen Medizin galt sie als Abtreibungsmittel, als Heilkraut gegen Geschlechtskrankheiten und als Aphrodisiakum.

Petersilie bei Hildegard

Hildegard sah Petersilie gegen sehr unterschiedliche Beschwerden wie Herz- und Milzschmerzen, Verdauungsbeschwerden, Seitenstechen, starkes Fieber oder Steinleiden als nützlich an. Aus heutiger Sicht ist der Sinn dieser Indikationen zum

Als nützlich bei inneren Leiden eingeschätzt

Teil jedoch kaum zu beurteilen. Ihr »Petersilien-Honig-Getränk« (Rezept rechts) gilt – nicht abgewandelt – in der Naturheilkunde allerdings als durchblutungsfördernd.

So wirkt Petersilie

Die Wurzel wirkt entwässernd

- harntreibend, entwässernd
- leicht abführend
- Magen-Darm-Beschwerden und Blähungen lindernd
- mild bakterien- und virenhemmend
- menstruationsfördernd

Petersilie für die Gesundheit

Petersilienwurzel-Tee

Unterstützt Entwässerungskuren, bei Erkrankungen der Harnwege

Zubereitung und Anwendung:
▶ 1 gestrichenen Teelöffel (2 Gramm) fein geschnittene Petersilienwurzel mit 1 Tasse kochendem Wasser übergießen, zugedeckt 10 bis 15 Minuten ziehen lassen und abseihen.
▶ 2 bis 3 Tassen über den Tag verteilt trinken.

Nicht in der Schwangerschaft!

■ Vorsicht: Nicht in der Schwangerschaft und bei entzündlichen Nierenerkrankungen trinken.

Petersilienmilch

Bei Heiserkeit, auch durch Überanstrengung der Stimme

Zubereitung und Anwendung:
▶ Zwei Handvoll frische Petersilie mit Stengeln zerquetschen und durch ein Tuch ausdrücken oder durch die Saftpresse pressen. 1 Teelöffel des Saftes in 1 Tasse heiße Milch einrühren. Den Rest kühl aufbewahren und bald verbrauchen.
▶ 2mal täglich die heiße Petersilienmilch in kleinen Schlucken trinken, bis die Beschwerden abklingen.
▶ Der Petersiliensaft wird äußerlich auch als Hausmittel bei Insektenstichen und als Mückenschutz angewendet.

Den ausgepreßten Saft in heiße Milch einrühren

Petersilien-Honig-Getränk

Zur Durchblutungsförderung

Zubereitung und Anwendung:
▶ 10 Blätter glatte Petersilie in 1 Liter Rotwein und 2 Eßlöffel Weinessig 5 Minuten lang kochen. 150 Gramm Honig hinzufügen und nochmals 5 Minuten kochen. Mit einem Schaumlöffel abschäumen, in eine Flasche abfüllen und kühl und dunkel lagern.
▶ Täglich 1- bis 3mal 1 Likörglas nach dem Essen trinken.

Ein Hildegard-Rezept

Pfeffer

Steckbrief

Schwarzer Pfeffer *(Piper nigrum)* hat einen würzigen Geruch und schmeckt brennend scharf. Weißer Pfeffer ist etwas milder.

Pfeffer in der Küche

Ein unentbehrliches Gewürz

Pfeffer paßt zu fast jedem herzhaften Gericht. Unentbehrlich ist er vor allem für Fleischgerichte, die durch ihn bekömmlicher werden.

▶ Schwarze, weiße und rosa Pfefferkörner sollten Sie ganz kaufen, gut verschlossen aufbewahren und erst bei Bedarf mahlen. Dann bewahren sie ihr Aroma fast unbegrenzt.

Tip für lange Garzeiten

▶ Für Speisen mit langen Garzeiten verwenden Sie am besten ganze Pfefferkörner, weil gemahlener schwarzer und weißer Pfeffer nach langer Garzeit bitter wird.

▶ Grüne Pfefferkörner in zu großen Mengen können sauer schmecken.

■ Die früher verbreitete Warnung, daß Pfeffer in üblichen Mengen Magenbeschwerden verursacht, gilt heute als übertrieben.

Wie der Pfeffer wächst

Schwarzer, weißer und grüner Pfeffer stammen von demselben Strauch, einer bis zu sechs Meter hohen tropischen Kletterpflanze. Zur Herstellung schwarzer Pfefferkörner werden die unreifen Beeren des Strauchs an der Sonne getrocknet. Um den etwas milderen weißen Pfeffer zu produzieren, legt man die reifen Beeren in Wasser ein, entfernt die Schalen und trocknet die Früchte. Für grünen Pfeffer werden die unreifen Beeren in Salzlake oder Essig eingelegt oder gefriergetrocknet.

Geschichte

Früher ein Gewürz nur für die Reichen

Schwarzer Pfeffer war lang ein handelspolitisch besonders bedeutsames Gewürz. Monopole auf den Gewürzhandel und Preisaufschläge bis zu 1000 Prozent sorgten dafür, daß sein Genuß bis ins 17. Jahrhundert hinein fast unerschwinglich und damit nur den wenigen Wohlhabenden vorbehalten war.

Pfeffer bei Hildegard

Hildegard von Bingen warnte vor übermäßigem Pfeffergenuß. Bei Milzerkrankungen, Magenschmerzen, Koliken, Übelkeit, Appetitlosigkeit, Gicht und Impotenz sah sie ihn jedoch als nützlich an.

So wirkt Pfeffer

- verdauungsfördernd und appetitanregend
- bakterienhemmend
- lokal schmerzstillend
- fiebersenkend, erkältungslindernd

Pfeffer im Ayurveda

Fördert das Agni

Im Verständnis der traditionellen indischen Medizin steigert schwarzer Pfeffer den Appetit und die verdauungsunterstützende Hitzeenergie Agni (siehe Seite 18). Ayurvedische Ärzte empfehlen, nicht zuviel zu verwenden, weil in manchen Fällen Reizbarkeit die Folge sein könnte. Besonders Pitta-Typen sollten Pfeffer nur mäßig verwenden.

Pfeffer für die Gesundheit

Pfeffermilch

Bei Bronchitis, Halsschmerzen, Erkältungskrankheiten

Zubereitung und Anwendung:

▶ Etwas gemahlenen Pfeffer und nach Geschmack 1 bis 2 Teelöffel Honig mit 150 ml Milch aufkochen.

▶ 2- bis 3mal täglich ein Tasse heiße Pfeffermilch trinken.

Fiebermischung

Zubereitung und Anwendung:

▶ 2 Teelöffel schwarze Pfefferkörner im Mörser zerkleinern, mit 2 gehäuften Eßlöffeln Zucker und einem halben Liter Wasser zum Kochen bringen. Bei schwacher Hitze einkochen lassen, bis sich die Menge auf etwa 1 Tasse reduziert hat.

▶ Bei Fieber diese Menge eßlöffelweise über den Tag verteilt einnehmen.

▶ Für Kinder nur die Hälfte der Menge zubereiten; sie nehmen die Mischung teelöffelweise ein.

▶ Achtung: Wenn das Fieber länger als 2 bis 3 Tage anhält, sollten Sie zur Vorsicht einen Arzt aufsuchen.

Für Rezepturen wird meist schwarzer Pfeffer verwendet.

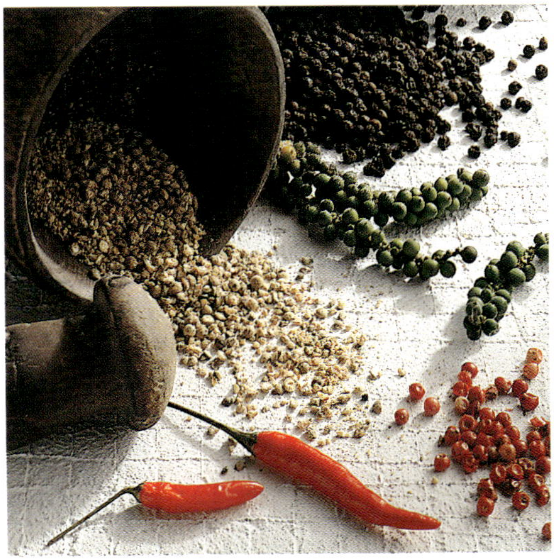

Rosmarin

Steckbrief

Das mediterrane Gewürz überwintert bei mildem Klima auch draußen

Rosmarin *(Rosmarinus officinalis)* riecht würzig mit einem Anklang an Kampfer. Er schmeckt herb, dabei aromatisch und leicht bitter oder scharf. Man verwendet die Blätter, die ein wenig wie Tannennadeln aussehen. Aus ihnen wird auch das ätherische Öl gewonnen.

Rosmarin in der Küche

Ein Rosmarinzweig gibt Lamm-, Rinder- oder Schweinebraten ein gutes Aroma, verfeinert gegrilltes oder gebratenes Geflügel und Kartoffelauflauf. Zerkleinert paßt er zu Suppen, Saucen, Gemüse wie Tomaten oder Auberginen und zu Pilzen. Rosmarin ist das wichtigste Gewürz in den »Kräutern der Provence«.

▶ Geben Sie zerkleinerten Rosmarin erst kurz vor dem Servieren in das Gericht, sonst verflüchtigt sich sein Aroma.

Geschichte

Schon lange als Heilpflanze genutzt

Rosmarin stammt aus dem Mittelmeergebiet und wird vermutlich seit mehr als 3000 Jahren als Gewürz- und Arzneipflanze genutzt. In Griechenland war er der Göttin Aphrodite geweiht, die Römer schmückten damit die Bildnisse ihrer Hausgötter. Christliche Mönche brachten den Rosmarin nach Mitteleuropa. Seit der Zeit Karls des Großen wird er in den meisten wichtigen Kräuterbüchern als vielseitiges Heilmittel empfohlen.

So wirkt Rosmarin

Fördert die Verdauung und belebt den Kreislauf

- verdauungsfördernd, lindernd bei leichten Magen-Darm- und Gallestörungen
- bakterien- und pilzhemmend, antiseptisch
- antioxidativ (neutralisiert freie Radikale)
- schmerzlindernd
- entkrampfend
- durchblutungsfördernd
- kreislauf- und stoffwechselanregend, belebend

Ein anregender Duft

Rosmarinöl wirkt körperlich und seelisch anregend wie kein anderes ätherisches Öl. In der Aromatherapie wird es daher gegen niedrigen Blutdruck eingesetzt oder um die Gedächtnisleistung und Konzentrationsfähigkeit zu steigern. Ein Rosmarinbad (siehe Rezept) hilft nicht nur bei rheumatischen Beschwerden, sondern tonisiert auch die Gefäße und bringt den Kreislauf in Schwung.

Rosmarin für die Gesundheit

Rosmarintee

Bei Magen-Darm-Beschwerden und leichten Gallestörungen

Zubereitung und Anwendung:

- 1 Teelöffel (2 Gramm) Rosmarinblätter mit 1 Tasse heißem Wasser übergießen, nach 15 Minuten abseihen.
- Täglich 3 bis 4 Tassen frisch zubereiten und zwischen den Mahlzeiten trinken.

Täglich 3 bis 4 Tassen

■ Vorsicht: Nicht während der Schwangerschaft einnehmen.

Erfrischungstee

Belebt Körper und Geist

Zubereitung und Anwendung:

- 2 Teelöffel einer Mischung aus 2 Teilen Rosmarin, 3 Teilen Salbei und 1 Teil Lavendelblüten mit 1 Tasse kochendem Wasser übergießen, 15 Minuten ziehen lassen und abseihen.
- Lauwarm trinken.

Rosmarinwein

Bei Verdauungsstörungen

Zubereitung und Anwendung:

- 10 Teelöffel Rosmarinblätter in 1 Liter Rot- oder Weißwein geben und die Flasche unter gelegentlichem Schütteln 5 Tage stehen lassen. Anschließend filtern und in eine verschließbare Flasche füllen.
- Als Aperitif trinken.

Rosmarin-Bad

Zur unterstützenden Behandlung von Rheuma-Beschwerden

Zubereitung und Anwendung:

- 50 Gramm Rosmarin mit 1 Liter Wasser aufkochen, 10 bis 15 Minuten ziehen lassen, abseihen und den Extrakt ins Badewasser geben (Seite 34).
- Nicht vor dem Schlafengehen anwenden, da das Bad sehr belebend wirkt.

Rosmarin als Badezusatz macht munter.

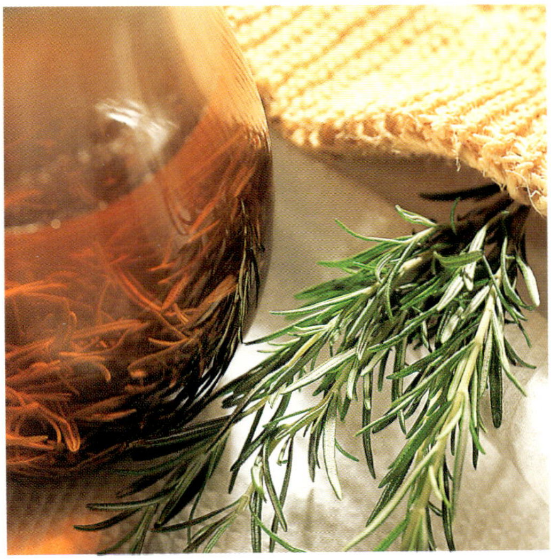

Salbei

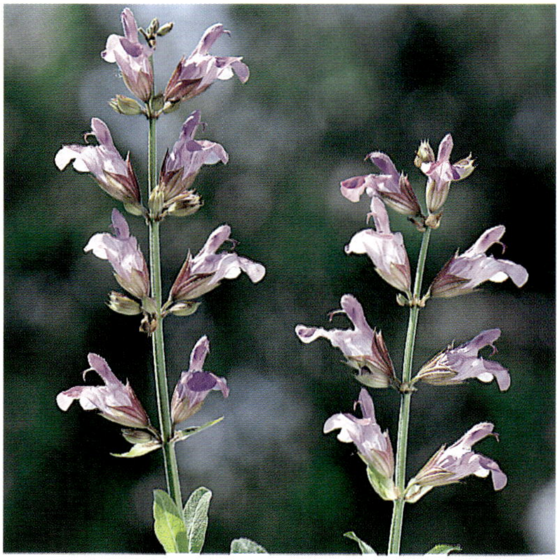

Salbei hat als Heilpflanze eine lange Tradition.

Steckbrief

Die Blätter des Salbei *(Salvina officinalis)* riechen kräftig und sehr würzig. Er schmeckt herb und leicht bitter.

Salbei in der Küche

Fettes Fleisch wie Schwein und Ente oder öliger Fisch wie Aal werden durch Salbeiblätter nicht nur schmackhafter, sondern auch bekömmlicher. Salbei paßt auch gut zu Huhn, Kalb und Wildgeflügel, zu Eintöpfen und Suppen. Er verfeinert Gemüse wie Erbsen, Bohnen, Kohlsprossen und Tomaten und kann in Kräuter- und Salatsaucen verwendet werden.

Geschichte

Ein heiliges Kraut bei den Römern

In Europa schätzt man schon lange die Heilwirkungen dieser Pflanze. Die Römer hielten ihn für ein heiliges Kraut, das Leben retten und Schwangerschaften herbeiführen könne, und benutzten ihn zur Stärkung von Körper und Geist. Im Mittelalter galt Salbei fast als Allheilmittel, das gegen Erkältungen und Verstopfung ebenso eingesetzt wurde wie gegen Cholera.

Salbei bei Hildegard

Überliefert ist Hildegards Salbeiwein

Die Äbtissin hielt Salbei für nützlich gegen Blähungen, Appetitlosigkeit, Husten oder Schlaflosigkeit. Den Salbeiwein (siehe Rezept) empfahl sie gegen Mundgeruch.

Ein vielseitiges Hausmittel

Rezepturen und Fertigpräparate aus Salbei werden in der Naturheilkunde gegen übermäßige Schweißbildung und Entzündungen, speziell im Mundbereich, verwendet. Salbeitee gilt als Hausmittel gegen Husten, Durchfall, Magen-Darm-Krämpfe, Blähungen und Völlegefühl; er soll außerdem beim Abstillen helfen, da er die Milchproduktion hemmt. Daneben empfiehlt man ihn gegen Depressionen, zur Menstruationsförderung und als Stärkungsmittel nach Erkrankungen.

So wirkt Salbei

Bekannt ist die schweiß-hemmende Wirkung

- verdauungsfördernd
- krampflösend
- entzündungshemmend
- adstringierend (zusammenziehend)
- desinfizierend
- schweißhemmend
- beruhigend

Salbei für die Gesundheit

Salbeiwein

Bei Mund- und Körpergeruch

Zubereitung und Anwendung:
▶ 1 Teelöffel Salbeiblätter mit einem halben Liter Weißwein zum Kochen bringen, nach 2 Minuten abseihen und in eine Thermoskanne füllen.

Der Wein wird warm getrunken

▶ Bis zum Verschwinden des Geruchs mehrmals täglich schluckweise warm trinken.

Salbeitee

Bei Magen-Darm-Beschwerden und Schweißausbrüchen

Zubereitung und Anwendung:
▶ 1 Teelöffel (1,5 bis 2 Gramm) Salbeiblätter mit einem halben Liter siedendem Wasser übergießen, nach 10 bis 15 Minuten abseihen.
▶ Gegen Verdauungsbeschwerden täglich bis zu 3 Tassen warm trinken.
▶ Gegen Schweißausbrüche 3 Wochen lang abends 1 Tasse kalten Tee trinken.

Kann den Magen belasten

■ Vorsicht: Salbeitee nicht zu stark aufbrühen, sonst belastet er den Magen. Nicht einnehmen bei Schwangerschaft.

Salbeiaufguß

Bei Entzündungen des Zahnfleischs und im Mund- und Rachenraum

Zubereitung und Anwendung:
▶ Aus eineinhalb Teelöffeln Salbeiblätter (2,5 Gramm) und 100 ml Wasser einen Tee zubereiten. Abkühlen lassen. Bei akuten Beschwerden damit spülen oder gurgeln.

Inhalation

Bei Bronchitis und hartnäckigem Husten

Zubereitung und Anwendung:
▶ In einem großen Topf etwa 1 Liter Wasser zum Kochen bringen und 1 bis 2 Eßlöffel Salbeiblätter hinzufügen. 10 Minuten ziehen lassen, abseihen und heiß zum Inhalieren bereitstellen (Grundrezept Seite 33).

Etwa 15 Minuten inhalieren

Senf

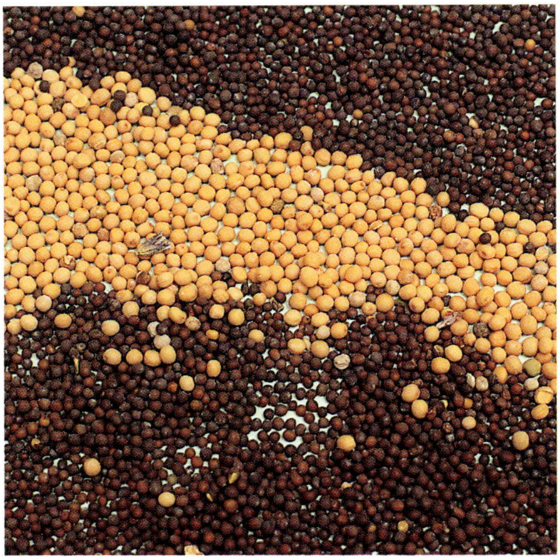

Je nach Sorte sind die Senfkörner unterschiedlich scharf.

Steckbrief

Senf gibt es in drei Arten: den schwarzen *(Brassica nigra)*, weißen *(Sinapis alba)* und braunen *(Brassica juncea)* Senf. Ganze Senfkörner sind fast geruchlos; ihr charakteristisches scharfes Aroma bekommen sie erst beim Zerstoßen oder Zerreiben. Der Geschmack ist anfangs mild, ölig und etwas säuerlich, wird beim schwarzen Senf schließlich brennend scharf.

Senf in der Küche

Senf kennen wir hauptsächlich in der Form von Tafelsenf; aus schwarzen Körnern gewinnt man eine sehr scharfe, aus weißen eine mildere Sorte. Er schmeckt gut zu kaltem oder kurz gebratenem Fleisch und zu Würsten. Marinaden aus Essig und Öl, aber auch Fleischsaucen, werden oft mit Senf abgeschmeckt. Senfkörner sind ein Gewürz für Fleisch- und Wurstwaren, Mixed Pickels, Sauergemüse oder Sauerkraut.

Würzen mit Tafelsenf oder den ganzen Körnern

▶ Vorsicht, Tafelsenf kann bei längerem Kochen bitter werden.

Geschichte

Senf hat in der Küche und als Heilpflanze eine lange Tradition. Sumerer, Ägypter und Griechen schätzten ihn ebenso wie die Römer. Schon damals beschrieben viele Ärzte Anwendungen mit Senf, von der Linderung von Skorpionstichen bis hin zur Verwendung als sexuell anregende Substanz. Spätestens im Mittelalter etablierte sich der Senf auch in der Volksmedizin Mitteleuropas. In der heutigen Naturheilkunde spielt vor allem der schwarze Senf eine Rolle.

So wirkt Senf

- appetitanregend, verdauungsfördernd
- antibakteriell
- hustenlösend
- entzündungshemmend
- durchblutungsfördernd

Senf wirkt bekanntlich appetitanregend

Senf im Ayurveda

Stimulierend und kräftigend

Im Verständnis des Ayurveda wirkt Senf stimulierend und kräftigend. Als Heilmittel wird er in der traditionellen indischen Medizin bei Blähungen, Nervenschmerzen, Menstruationsbeschwerden, Hautkrankheiten, Entzündungen oder Fieber eingesetzt. Pitta-Typen sollten ihn sparsam verwenden.

Eine scharfe Sache

Bestimmte Inhaltsstoffe des Senfs, die auch für seinen scharfen Geschmack verantwortlich sind, wirken desinfizierend und – bei äußerer Anwendung – stark hautreizend und fördern die Durchblutung. In der Naturheilkunde verwendet man Wickel mit Senfmehl gegen Brustfellentzündung, Grippe und Bronchitis oder – wie auch die Senfpflaster aus der Apotheke – bei Rheuma, Ischias und Gicht (siehe Rezept).

Senf für die Gesundheit

Senfkörner-Kur

Bei Appetitlosigkeit, Verstopfung, Verdauungsbeschwerden

Vor den Mahlzeiten

- Einige schwarze oder weiße Senfkörner bei Bedarf vor den Mahlzeiten gründlich kauen und schlucken.

Umschläge aus Senfmehl

Bei rheumatischen Beschwerden, Ischias, Gelenkschmerzen, Bronchitis

Zubereitung und Anwendung:

Senfmehl mit Wasser verrühren

- 5 bis 7 Eßlöffel Senfmehl aus der Apotheke mit ein wenig handwarmem Wasser verrühren, auf ein sauberes Tuch streichen.
- Den Umschlag auf die schmerzende Stelle auflegen, mit einem zweiten Tuch abdecken, damit das Senfmehl nicht auslaufen kann.
- Bei Bronchitis streichen Sie das mit Wasser verrührte Senfmehl auf ein Innentuch und legen es auf die Brust. Anschließend wickeln Sie ein wärmendes Außentuch um den Oberkörper.

Gründlich abwaschen!

- Jeweils 15 Minuten anwenden, danach die Haut gründlich abwaschen.

WICHTIG

Äußere Senfanwendungen dürfen nicht länger als 15 Minuten dauern, sonst kann es zu Verbrennungen kommen. Achten Sie darauf, daß sich keine Blasen auf der Haut bilden, und waschen Sie nach dem Entfernen des Umschlags die Haut gründlich ab. Im Zweifelsfalle sollten Sie die Behandlung mit Ihrem Arzt/Ihrer Ärztin absprechen.

Thymian

Steckbrief

Thymian *(Thymus vulgaris)* riecht intensiv aromatisch und schmeckt pikant und scharf. Man verwendet das Kraut, bevorzugt die Triebspitzen. Geerntet wird der Thymian zur Blütezeit.

Thymian in der Küche

Ein beliebtes mediterranes Gewürz

Da Thymian sehr vielseitig ist, kommt er in zahlreichen Gewürz- und Kräutermischungen, zum Beispiel den französischen »Herbes de Provence«, vor. Besonders gut paßt er zu Hack-, Rinder-, Lamm- und Wildbraten, zu Geflügel, Suppen und Fisch. Auch Gemüsegerichte mit Möhren, Linsen oder Bohnen, Pilzgerichte und Salate können Sie mit Thymian abschmecken.

▶ Mit getrocknetem Thymian sollten Sie vorsichtig würzen – er ist dreimal so intensiv wie frischer.

Geschichte

Thymian ist in verschiedenen Unterarten in den Ländern des Mittelmeerraumes und im Kaukasus beheimatet. Im antiken Griechenland galt das Gewürz auch als Heilkraut. Seit mehr als tausend Jahren wächst er aber auch schon nördlich der Alpen.

Ein Balsam für Pharaonen

Im alten Ägypten wurde Thymianöl als Parfum und zum Einbalsamieren der Toten verwendet.

So wirkt Thymian

- appetit- und verdauungsanregend, blähungslindernd
- harntreibend
- hustenlindernd und schleimlösend
- leicht bakterienhemmend
- durchblutungsfördernd (äußerlich angewendet)

Thymian für die Hausapotheke

Bei Bronchitis und Erkrankungen der oberen Atemwege ist Thymian ein hervorragendes Heilgewürz, aus dem sich rasch ein Tee oder eine Inhalation herstellen läßt. Thymianhonig, den auch Kinder gerne essen, hilft ebenso bei Husten. Zur Behandlung von Entzündungen des Mund- und Rachenraumes eignet sich besonders ein Aufguß als Spül- und Gurgelmittel. Bei Ischias, Rheumatismus, Verstauchungen, Rücken- oder Muskelschmerzen können Kräuterkompressen oder Salben und Öl mit Thymian (aus der Apotheke) Linderung verschaffen. Ein Bad oder Fußbad mit Thymian schließlich fördert die Durchblutung und regt den Kreislauf an (siehe Rezepturen).

Thymian für die Gesundheit

Thymiantee

Bei Bronchitis und Erkältungen

Zubereitung und Anwendung:
- 1 gehäuften Teelöffel getrockneten Thymian mit 1 Tasse kochendem Wasser übergießen, nach 10 bis 15 Minuten abseihen und mehrmals täglich 1 Tasse trinken.

Thymianhonig

Lindert Husten

Zubereitung und Anwendung:
- 1 Teelöffel getrocknetes, gemahlenes Thymiankraut mit 1 Eßlöffel Honig verrühren. Über den Tag verteilt jeweils einen halben Teelöffel einnehmen.

Gurgellösung

Hilft bei Entzündungen im Mundraum

Zubereitung und Anwendung:
- Einen Tee zubereiten, jedoch mit der doppelten Thymianmenge. Mehrmals täglich damit spülen oder gurgeln. Die Lösung hält 1 Tag.

Kräuterkompresse

Wohltuend bei Muskelschmerzen oder Ischias

Zubereitung und Anwendung:
- Je 2 Eßlöffel getrocknetes Arnika-, Rosmarin- und Thymiankraut in 1 Liter Wasser aufkochen, 10 Minuten ziehen lassen und abseihen. Ein Frotteetuch gut mit dem Aufguß tränken und doppelt gefaltet möglichst heiß auf die schmerzende Stelle legen. Ein trockenes Handtuch und ein Wolltuch darüber legen. Solange anwenden, wie sich die Wärme hält.

Badezusatz

Zubereitung und Anwendung:
- Für ein Fußbad 30 Gramm getrockneten Thymian mit 1 Liter kochendem Wasser übergießen. 10 bis 15 Minuten ziehen lassen, abseihen und mit 10 Liter Wasser in einen Eimer geben. 10 bis 15 Minuten die Füße darin baden.
- Für ein Vollbad 100 Gramm Kraut mit 3 Liter heißem Wasser aufgießen (Seite 34).

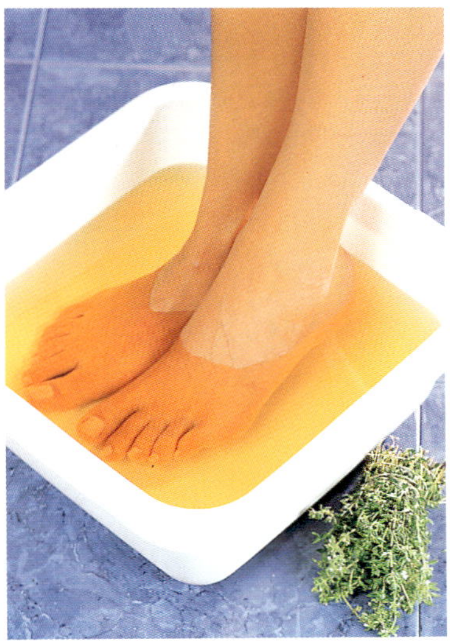

Das Thymian-Fußbad fördert die Durchblutung und regt den Kreislauf an.

Wacholder

Steckbrief

Erst zerdrückt riechen Wacholderbeeren

Unzerkleinert sind die Beeren des Wacholders *(Juniperus communis)* fast geruchlos. Der würzige Geruch der zerdrückten Beeren erinnert an Kiefer. Sie schmecken süß-aromatisch.

Wacholder in der Küche

Das klassische Gewürz für Sauerkraut

Wacholderbeeren verleihen vor allem Wildgerichten ein feines Aroma. Üppige Saucen und fettes Fleisch werden mit Wacholder nicht nur schmackhafter, sondern auch bekömmlicher. Außerdem paßt Wacholder gut zu Sauerkraut, Roter Bete, Rotkohl oder eingelegtem Gemüse.

▶ Zum Würzen rechnet man etwa 3 ganze Beeren pro Person. Zerdrückt sorgen sie für einen intensiveren Geschmack; hier reichen pro Person 2 Beeren.

Geschichte

Bei den Germanen galt Wacholder als eine Zauberpflanze: der Rauch des Wacholderholzes sollte Hexen und böse Geister vertreiben. Im Mittelalter wurden die Beeren bereits medizinisch eingesetzt, etwa gegen Schlangenbisse und Darmwürmer. Bei Epidemien verbrannte man früher Wacholderzweige, um die Luft zu reinigen.

Wacholder bei Hildegard

Zweige als Badezusatz

Hildegard empfahl die grünen Zweige des Wacholders als Badezusatz. Heute verwendet man dafür das ätherische Öl, das aus den Beeren gewonnen wird (siehe Rezept).

So wirkt Wacholder

- harntreibend
- blähungslindernd, magenstärkend, appetit- und verdauungsfördernd
- leicht husten- und schleimlösend
- äußerlich hautreizend, durchblutungsfördernd und schmerzlindernd

Wacholder für die Gesundheit

Wacholdertee

Bei Magen-Darm-Beschwerden, zur Entwässerung

Ein entwässernder Tee

Zubereitung und Anwendung:

▶ 1 knappen Teelöffel (2,5 Gramm) Beeren mit 1 Tasse kochendem Wasser übergießen, nach 10 Minuten abseihen.

▶ Nach dem Essen 1 Tasse trinken.
Da Wacholder harntreibend wirkt, ist er in vielen Blasen- und Nierentees enthalten.

Hier nicht anwenden

■ Achtung: In der Schwangerschaft und bei akuten Nierenleiden Wacholder nicht innerlich anwenden.

Wacholderbeeren zum Kauen

Bei Mundgeruch

▶ Regelmäßig vor dem Essen 2, nach dem Essen 1 Wacholderbeere langsam zerkauen.

Die drei folgenden Rezepte zur äußeren Anwendung helfen bei rheumatischen Beschwerden im weitesten Sinne, bei Gelenkschmerzen, aber auch bei Muskel- und Nervenschmerzen.

Wacholder-Spiritus

Zubereitung und Anwendung:
▶ 100 Gramm Wacholderbeeren gut zerdrücken und mit 500 Gramm 70prozentigem Alkohol (aus der Apotheke) in eine Flasche abfüllen. Häufig schütteln, nach 14 Tagen abseihen und in eine saubere Flasche füllen.

Zum Einreiben

▶ Schmerzende Stellen sanft mit dem Auszug einreiben.

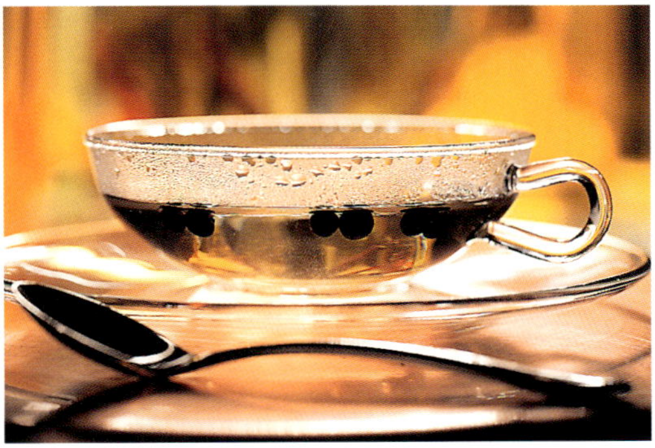

Badezusatz

Ein Tee mit Wacholder wirkt entwässernd und tut dem Magen gut.

Zubereitung und Anwendung:
▶ 4 bis 5 Tropfen ätherisches Wacholderöl aus der Apotheke in ein heißes Vollbad schütten. Zur Rückfettung können Sie einen Schuß Milch oder Sahne hinzufügen.
▶ 2- bis 3mal wöchentlich rund 10 Minuten baden (Grundrezept Seite 34).

Wacholderkompresse

Zubereitung und Anwendung:
▶ Aus zerdrückten Wacholderbeeren und kochendem Wasser einen Aufguß herstellen; auf 1 Tasse Wasser kommen 1 bis 1,5 Teelöffel (2,5 bis 3,5 Gramm) Gewürz.
▶ Eine Kompresse mit dem Aufguß tränken und möglichst heiß auf die schmerzende Stelle auflegen (siehe »Kräuterkompresse«, Seite 85).

Zimt

Steckbrief

Zimt *(Cinnamomum verum)* riecht angenehm aromatisch und schmeckt sehr würzig, leicht süßlich, aber auch etwas herb.

Zimt wird aus Rinde gewonnen

Für die Herstellung des Gewürzes wird nur die Innenrinde des Zimtbaums verwendet, die in der Form ineinandergesteckter Röllchen als Zimtstangen in den Handel kommt. Beim »Chinesischen Zimt«, der nicht so fein wie der Ceylon-Zimt schmeckt, wird die Außenrinde nicht entfernt.

Zimt in der Küche

Zimt entfaltet sein feines Aroma optimal in süßen Gerichten; er paßt zu Kompott, Obstsalat, Schokoladencreme, Grießbrei, Pudding, Milchreis, Weihnachtsgebäck, Glühwein und Punsch. Daneben verfeinert er Currygerichte, Geflügel und Beizen für Wild.

Tip zur Aufbewahrung

▶ Am besten kaufen Sie Zimt in Stangenform, weil er so sein Aroma am längsten bewahrt. Lagern Sie ihn in einem luftdichten Gefäß. Bei Bedarf können Sie ihn dann in einem Mörser oder einer Reibschale zerkleinern.

Geschichte

Bereits im Alten Testament finden sich Hinweise auf den Zimt. In der Antike war seine Herkunft sagenumwoben: Die Araber, so hieß es, entrissen die Zimtstangen gefährlich großen Vögeln, die damit ihre Nester bauten. Tatsächlich bekamen arabische Kaufleute den Zimt aus Ceylon und brachten solch wilde Legenden in Umlauf, um den hohen Kaufpreis zu rechtfertigen. In Büchern des Mittelalters wird Zimt als Bestandteil von Hustenmitteln und Mischungen gegen Halsschmerzen erwähnt.

So wirkt Zimt

- verdauungsfördernd, lindernd bei Blähungen
- leicht bakterien- und pilzhemmend

Ein Hausmittel gegen Magen-Darm-Beschwerden

■ In der europäischen Volksmedizin ist Zimt ein Hausmittel gegen Beschwerden des Magen-Darm-Traktes. Außerdem soll er bei Erkältungen und Grippe sowie bei übermäßiger Monatsblutung helfen. Eine Mischung aus ätherischem Zimt- und Nelkenöl kann Zahnschmerzen lindern (Apotheke). Davon sollten Sie jedoch nur kleinste Mengen verwenden (siehe Seite

33). Lassen Sie sich in der Apotheke oder von Ihrem Arzt beraten.

Zimt im Ayurveda

Gegen Schmerzen und zur Beruhigung

Im Verständnis des Ayurveda regt Zimt die Hitzeenergie Agni (Seite 18) an. Als Heilmittel wird er unter anderem gegen Schmerzen und zur Beruhigung eingesetzt. Zimt soll bei Schluckauf, Husten, Stirnhöhlenentzündungen, Hämorrhoiden und Würmern helfen und gut für die Zähne sein.

Zimt für die Gesundheit

Verdauungstee

Bei Appetitlosigkeit und Magen-Darm-Beschwerden

Zubereitung und Anwendung:

- 1 Teelöffel (1 Gramm) geriebene oder zerkleinerte Zimtstange mit 1 Tasse siedendem Wasser übergießen und nach 10 bis 15 Minuten durch ein Teesieb abgießen.
- Zur Appetitanregung 2- bis 4mal täglich eine halbe Stunde vor den Mahlzeiten 1 Tasse trinken, bei Verdauungsbeschwerden nach den Mahlzeiten.

Fördert den Appetit, hilft der Verdauung

Zimt ist auch Bestandteil zahlreicher Teemischungen.

Sherry-Gurgellösung

Bei Halsentzündung und Heiserkeit

Zubereitung und Anwendung:

- 2 Zimtstangen mahlen, 15 Gewürznelken zerkleinern, mit einer halben gemahlenen Muskatnuß, 1 Messerspitze Chilipulver und einigen Pfefferminzblättern in eine Flasche Sherry geben. Einige Tage ziehen lassen und abseihen. Die Lösung hält sich Monate.
- Bei akuten Beschwerden 2- bis 3mal täglich mit der Lösung gurgeln.

■ Vorsicht: Beachten Sie, daß auch bei dieser äußeren Anwendung Alkohol in den Körper aufgenommen wird.

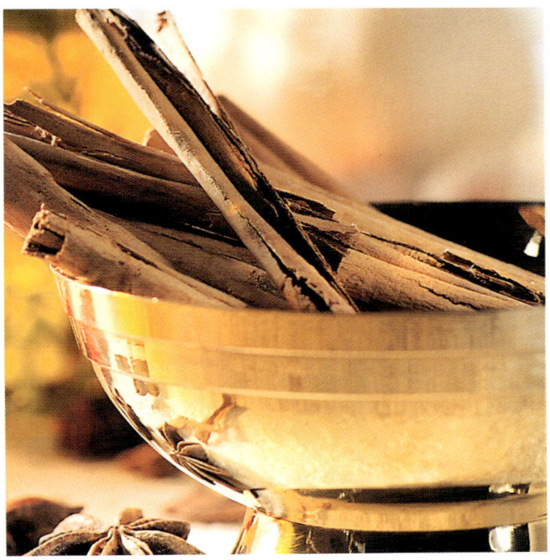

Die Zimtstangen werden für die Heilanwendungen fein gemahlen.

Zwiebel

Steckbrief

Das Brennen der Augen rührt von den ätherischen Ölen der Zwiebel

Zwiebeln *(Allium cepa)* riechen streng und haben einen kräftigen, scharfen Geschmack. Ihr hoher Gehalt an ätherischem Öl verursacht ein Brennen in den Augen, wenn sie zerkleinert werden.

Zwiebel in der Küche

Zwiebeln sind eine überaus vielseitige Küchenzutat, ob fein gehackt und leicht angeröstet in Saucen, roh in Salaten oder als Gemüsezwiebeln in verschiedenen Gerichten.

▶ Ihre Wirkung ist frisch am stärksten, allerdings werden sie in dieser Form von manchen Menschen nicht gut vertragen.

Frisch am wirkungsvollsten!

▶ Zwiebeln werden auch getrocknet, als Pulver, in Flockenform oder als Extrakt angeboten. In diesen Formen sind sie zwar länger haltbar, schmecken jedoch mitunter etwas verfremdet.

Geschichte

Die Zwiebel stammt aus Zentralasien und ist eine der ersten Pflanzen, die für die Küche und medizinische Zwecke angebaut wurde. In China ist sie seit mindestens 5000 Jahren bekannt, sie taucht auch in den ältesten indischen Überlieferungen auf. Die Römer verbreiteten die Zwiebel in vielen ihrer Provinzen, so daß sie auch nach Germanien und Britannien gelangte. Zwiebeln waren das erste Gemüse, das die Entdecker Amerikas von Europa in die Neue Welt brachten.

So wirkt Zwiebel

- bakterienhemmend
- blutfett- und blutdrucksenkend
- antioxidativ, hemmt die vermehrte Bildung freier Radikale

Zwiebeln enthalten viel Vitamin C und Mineralstoffe und können unter anderem Husten und Erkältungen lindern und vorbeugend gegen Infektionskrankheiten wirken. Das ist unter anderem auf Scharfstoffe und Flavonoide zurückzuführen. Neuere wissenschaftliche Studien haben gezeigt, daß der Konsum von Zwiebeln und verwandten Pflanzen wie Knoblauch, Schnittlauch oder Porree eine Rolle in der Vorbeugung bestimmter Krebskrankheiten spielen kann.

Zwiebel für die Gesundheit

Die folgenden drei Rezepte lindern Husten und Erkältungskrankheiten

Zwiebelwein

2 Tage ziehen lassen

Zubereitung und Anwendung:
- 300 Gramm gehackte Zwiebeln und 100 Gramm Honig in 1 Flasche Weißwein geben. Alle paar Stunden schütteln, nach 2 Tagen abseihen.
- 2 bis 4 Eßlöffel Zwiebelwein täglich einnehmen.

Zwiebelmus

Zubereitung und Anwendung:
- 300 Gramm Zwiebeln pürieren und durch ein Sieb streichen, mit 50 Gramm Honig und 300 Gramm Weißwein gut vermischen und kühl stellen. Am besten täglich frisch zubereiten.
- Täglich 1 bis mehrere Eßlöffel nach Bedarf einnehmen.

Zwiebelsirup

2 Tage stehen lassen

Zubereitung und Anwendung:
- Ein Pfund Zwiebeln fein schneiden. Mit 350 Gramm Zucker, 100 Gramm Honig und 0,5 Liter Wasser vermischen und 12 Stunden in einem zugedeckten Gefäß ziehen lassen. Dabei bildet sich ein Saft, den Sie mit einem Löffel von oben abschöpfen können.
- Bei Bedarf mehrmals am Tag 1 Eßlöffel davon essen. Täglich frisch zubereiten.

Ohrenwickel

Bei Ohrenschmerzen

Herstellung und Anwendung:
- 1 bis 2 Zwiebeln fein schneiden, in die Mitte eines Mulltuchs geben und das Tuch zusammenschlagen. Das Zwiebelpäckchen sollte etwas größer als das Ohr sein. Auf dem umgedrehten Deckel eines Kochtopfs über Wasserdampf leicht erwärmen. Dann das Zwiebelpäckchen auf und hinter das Ohr legen und mit einem Stirnband befestigen.
- 2- bis 3mal täglich bis zu 1 Stunde lang anwenden. Auch für Kinder ab 1 Jahr geeignet.

Der bewährte Zwiebelwickel hilft nicht nur Kindern bei Ohrenschmerzen.

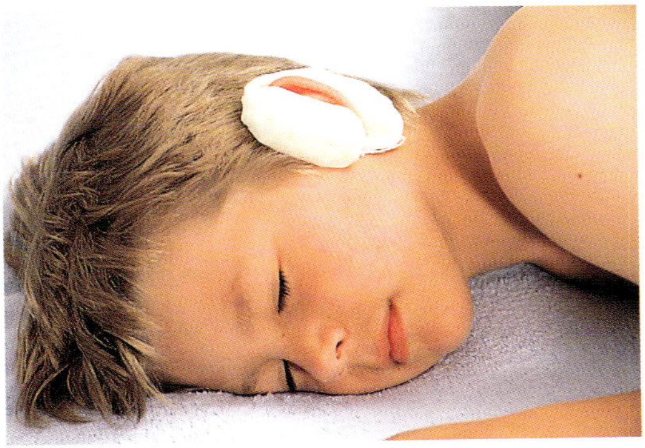

Zum Nachschlagen

Bücher, die weiterhelfen

Bettschart, R./Glaeske, G./Kofler, B./Saller, R.: *Kursbuch Schmerz. Ursachen, Medikamente und Behandlungsmethoden der Schul- und Alternativmedizin;* Kiepenheuer und Witsch-Verlag

Braun, Frohne: *Heilpflanzenlexikon. Wirkungen, Verordnung, Selbstmedikation;* G. Fischer-Verlag

Hildegard von Bingen: *Heilkraft der Natur;* Pattloch-Verlag

Leitzmann, C./Watzl, B.: *Bioaktive Substanzen in Lebensmitteln;* Hippokrates

Müller, I.: *Die pflanzlichen Heilmittel bei Hildegard von Bingen;* Herder Verlag

Rätsch, C.: *Heilkräuter der Antike in Ägypten, Griechenland und Rom;* Diederichs-Verlag

Saller, R./Reichling, J./Hellenbrecht, D.: *Phytotherapie. Klinische, pharmakologische und pharmazeutische Grundlagen;* Haug-Verlag

Wichtel, M.: *Teedrogen und Phytopharmaka;* Wissenschaftliche Verlagsanstalt

Gewürze in der Küche

Hess, R.: *Kreative Kräuterküche*

Hess, R.: *Raffiniert gewürzt*

Teubner Küchenlexikon: Kräuter und Knoblauch

Gesundheitsthemen

(alle Titel aus dem Gräfe und Unzer Verlag)

Pahlow, M., *Das große Buch der Heilpflanzen*

Pospisil, E., *Knoblauch. Gesund bis in die kleinste Zehe*

Schutt, K., *Ayurveda. Sich jung fühlen ein Leben lang*

Uhlemayr, U., *Wickel & Co. Bewährte Hausmittel neu entdeckt*

Wenzel, Dr. med. P., *Der große GU Ratgeber Hausapotheke*

Werner, M., *Der große GU-Ratgeber Ätherische Öle*

Beschwerdenregister

Sachregister

Wichtiger Hinweis

In diesem Ratgeber ist die Anwendung von Gewürzen zu Heilzwecken dargestellt. Dabei geht es neben der Verwendung von Gewürzen in der Küche um die Selbstbehandlung körperlicher Alltagsbeschwerden von Erkältungen bis zu Verdauungsproblemen. Gewürze sind jedoch keine Allheilmittel, mit denen sich jede Krankheit problemlos kurieren ließe. Auch dürfen sie bei hartnäckigen Beschwerden oder schweren Erkrankungen einen Arztbesuch und gegebenenfalls eine angemessene medizinische Behandlung nicht ersetzen. Jeder Leser/jede Leserin ist aufgefordert, in eigener Verantwortung zu entscheiden, ob und inwieweit er/sie Gewürze einsetzt. Allergiker müssen mit Gewürzen, die sie nicht vertragen, vorsichtig umgehen. Beachten Sie auf jeden Fall die Hinweise auf Seite 35 und im laufenden Text. Halten Sie sich auch bei den Rezepturen an die jeweils angegebene Dosierung, denn manche Gewürze können in großen Mengen zu Unverträglichkeiten führen.

Impressum

Redaktion: Angela Hermann-Heene
Lektorat: Ilonka Kunow
Bildredaktion: Christine Majcen-Kohl

Fotos: Reiner Schmitz (Styling Janette Heerwagen); weitere Fotos: Marion Nickig S. 4; Georg M. Wunsch S. 6/7; Hermann Eisenbeiss S. 9, 80; Teubner Archiv S. 25, 26, 40, 74, 77; Marie Claire/Hauguel Emmanuelle S. 34; Reinhard Tierfoto S. 42, 56, 60, 62, 64, 72, 82; Manfred Pforr S. 46; Jahreszeitenverlag/ C. Dahl S. 49; Fotostudio Döppel S. 67, 85; TCL/Bavaria S. 71

Layout und Umschlaggestaltung:
Heinz Kraxenberger
Produktion: Ina Hochbach
Satz: Easy Pic Library
Lithos: PHG, München
Druck: Appl, Wemding
Bindung: Sellier, Freising

ISBN: 3-7742-3781-6

Auflage	5.	4.	3.	2.	1.
Jahr	2002	2001	2000	1999	1998

Die GU-Homepage finden Sie im Internet unter: www.gu-online.de